Apfelessig-Wohlfühl-Kur

Heike van Braak
Silke von Küster

Schlank, schön und gesund

APFELESSIG-WOHLFÜHL-KUR

Im FALKEN Verlag sind weitere Bücher zur ganzheitlichen Gesundheit erschienen.
Sie sind überall dort erhältlich, wo es Bücher gibt.

Der Text dieses Buches entspricht den Regeln
der neuen deutschen Rechtschreibung.

Dieses Buch wurde auf chlorfrei gebleichtem
und säurefreiem Papier gedruckt.

Besuchen Sie uns auch im Internet unter: www.falken.de

Originalausgabe
ISBN 3 635 60424 0

Umschlaggestaltung: Zembsch' Werkstatt, München
Gestaltung: Beate Müller-Behrens
Redaktion: Daniela Weise, München / Sabine Weeke
Herstellung: Michael Feuerer, München / Torsten Hellbusch
Titelbild: Reinhard Tierfoto, Heiligkreuzsteinach-Eiterbach
Abbildungen: AKG Photo, Berlin: S. 10; **Reinhard-Tierfoto**, Heiligkreuzsteinach-Eiterbach: S. 13, 16; **Ulrich Niehoff**, Bienenbüttel: S. 18, 52; **FALKEN Archiv**: S. 47, S. 64 Günter W. Kienitz
Produktion: Alinea GmbH, München
Druck: Wiesbadener Graphische Betriebe GmbH, Wiesbaden

817 2635 44

Inhalt

Vorwort

Wundermittel gibt es nicht. Aber es gibt Mittel aus der Natur, die ungeheuer wirkungsvoll sind. Eines davon ist Apfelessig. Schon vor Jahrtausenden schätzten Babylonier und Ägypter, Griechen und Römer den Essig als Heilmittel. Und Hippokrates? Der setzte Apfelessig ebenso bei Atemwegserkrankungen wie bei Verdauungsbeschwerden ein. Zu Recht, denn Apfelessig enthält eine Menge wertvoller Inhaltsstoffe, die unserer gesamten Gesundheit und Vitalität förderlich sind. Beispielsweise regt er den Stoffwechsel an, verbessert die Durchblutung und unterstützt die Entschlackung. Apfelessig hilft sanft, aber wirkungsvoll. Wer täglich einen Teelöffel davon mit Wasser verdünnt trinkt, steigert sein Wohlbefinden und tut etwas für die Stabilisierung seiner Gesundheit. Obendrein ist Apfelessig ein wahres Schönheitselixier und er ebnet den Weg zum persönlichen Wohlfühlgewicht. Denn Apfelessig aktiviert alle natürlichen Mechanismen, die Fett freisetzen und abbauen können. Und er bringt Ihren Organismus auf natürliche Weise wieder ins Gleichgewicht. Dieser Ratgeber hilft Ihnen dabei, die vielfältigen Anwendungsmöglichkeiten auszuschöpfen.

Also, vergessen Sie alle Schlankheitskuren, und nutzen auch Sie die Wirkungsweise des Apfelessigs. Damit können Sie schlank werden und schlank bleiben. Und das, ohne Kalorien zu zählen. Den Erfolg können Sie aber nicht nur auf der Waage ablesen. Viel mehr noch: Mit der 14-Tage-Kur zum Abnehmen und Wohlfühlen (ab Seite 64) können auch Sie eine neue Kraft für ein aktiveres Leben entdecken. Viel Erfolg!

Ein Heilmittel schreibt Geschichte

Wann und wo genau die Geschichte des Essigs begann, weiß heute eigentlich niemand mehr. Fest steht, dass seine heilende Wirkung schon seit Jahrtausenden bekannt ist und in den verschiedensten Kulturen genutzt wurde.

Ein Blick in die Antike

Die Babylonier machten sich schon 5000 Jahre v. Chr. die heilenden Eigenschaften des Essigs zunutze und setzten ihn außerdem zum Haltbarmachen der Jagdbeute ein. Im Alten China galt der Essigkrug sogar als Symbol des Lebens. Der Essig wird sowohl im Alten Testament als auch im jüdischen Talmud lobend erwähnt.

Schon früher behandelten die Assyrer Ohrenschmerzen mit Essigumschlägen und die Phönizier tranken Shekar, einen milden Apfelessig. Allerdings kam ihnen dabei der Zufall zur Hilfe, denn ursprünglich wollten sie den Apfelwein konservieren. Sogar Hippokrates (460–375 v. Chr.) berichtete in seinen berühmten Aufzeichnungen von der kühlenden Wirkung des Essigs bei bestimmten Krankheiten und Beschwerden. Er verordnete seinen Patienten Essig bei Atembeschwerden aller Art, während die Frauen das Heilmittel pur tranken, um nicht ungewollt schwanger zu werden.

Die wegen ihrer Schönheit berühmte Königin Kleopatra (69–30 v. Chr.) nutzte Essig auf ihre Weise. Sie badete darin, während sich das einfache ägyptische Volk mit Hequa, einem essigsauren Bier aus einer rötlichen Gerstensorte, begnügte. Und der karthagische Feldherr Hannibal (247–183 v. Chr.) nutzte Essig bei seiner legendären Überquerung der Alpen, um Hindernisse buchstäblich aufzuweichen. Hannibal ließ nämlich ein Feuer um hinderliche Steine entzünden und wenn sie dann die richtige Temperatur hatten, wurde Essig darüber gegossen. Anschließend war es schon fast ein Kinderspiel, die Felsbrocken auseinanderzubrechen.

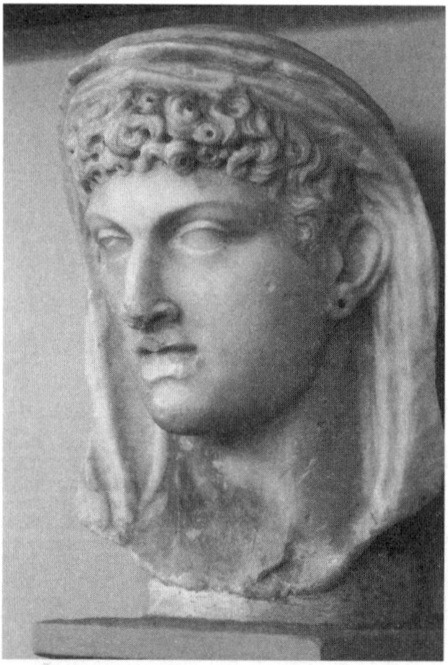

Badete in Apfelessig: Kleopatra

Weil Essig auch hervorragend den Durst löscht, brauten sich die Legionäre im Alten Rom ein Essig-Wasser-Gemisch, genannt Posca. Die Legionäre folgten dem Befehl ihrer Vorgesetzten nur zu gerne, täglich Posca zur Desinfektion zu trinken. Glaubt man der Legende, war der Umstieg von diesem Gebräu auf Wein der Anfang vom Untergang des Römischen Reichs. Bekannt ist, dass dem am Kreuz hängenden Jesus Christus mit Hilfe einer langen Stange ein mit Essig getränkter Schwamm an die Lippen gehalten wurde, um seinen Durst zu stillen und seine Leiden zu lindern.

Kurz: Assyrer, Babylonier, Ägypter, Israeliten, Griechen, Römer und Germanen setzten auf Essig, wenn sie Speisen zubereiten oder konservieren und wenn sie durststillende Getränke oder Arzneien herstellen wollten. Belege dafür liefern unter anderem das Alte und das Neue Testament.

Mittelalter und Neuzeit

Im Mittelalter erlebte Essig einen Aufschwung. Er machte die schweren Speisen leichter verdaulich und diente in dieser kühlschranklosen Zeit zur Konservierung von Lebensmitteln. Essig war damals die stärkste erhältliche Säure. Sein saures Aroma diente mitunter sogar dazu, den Damen der Gesellschaft wieder auf die Beine zu helfen. Ohne ihr Riechfläschchen gingen sie nämlich nirgendwohin. Wegen seiner desinfizierenden Wirkung wurde Essig in Frankreich außerdem bei der Pestbekämpfung und in zahlreichen Kriegen zur Versorgung der Verletzten eingesetzt.

Damals gab es aber keinesfalls nur eine Sorte Essig. Ebenso beliebt wie der Apfelessig war ein Weinessig, der mit Himbeeren und Holunder oder mit Orangenblüten oder Rosenknospen veredelt wurde. Angereichert mit Anis, Zimt, Nelken oder Estragon wurde außerdem Kräuteressig in vielen Varianten gehandelt – und zwar auf der Straße. Die so genannten Essigträger füllten ihre Ware direkt aus Holzfässern ab und fuhren sie von Tür zu Tür. Der Handel boomte so sehr, dass Essig besteuert wurde. In Hessen trat dieses Gesetz 1553 in Kraft und die Untertanen von Charles II. von England mussten 1673 für alle Essigprodukte tiefer in die Tasche greifen.

Auch Hildegard von Bingen (1098–1179) wusste um die heilende Wirkung des Apfelessigs. Die Klosterfrau wandte natürliche Heilmethoden an und riet zu Apfelessig vor allem wegen seiner positiven Wirkung auf die Verdauung. Dem fügte sie aber einschränkend hinzu, dass der Apfelessig den Gerichten nur in einer solchen Menge beigegeben werden sollte, die nicht den Geschmack verändern konnte. Mehr um sein Gewicht war der englische Dichter Lord George Byron (1788–1824) besorgt. Er ernährte sich eine ganze Weile nur von einem Essig-Wasser-Getränk und trockenem Zwieback, um abzuspecken.

Die Herstellung von Apfelessig

Das Grundprinzip der Essigherstellung können Sie leicht nachvollziehen, wenn Sie Apfelmost, Bier oder Wein einige Wochen offen stehen lassen: Auf diese Weise wird der Inhalt ganz von allein sauer und Sie haben Essig. Essighersteller beschleunigen diesen Prozess mit kultivierten Essigbakterienstämmen.

Der Gärprozess

Es begann wahrscheinlich an einem warmen Sommertag vor einigen Tausend Jahren. Irgendwo auf dieser Welt vergaß irgendjemand ein Gefäß mit Alkohol. Es dümpelte einige Tage in der Sonne vor sich hin, bis aus Alkohol Essig geworden war – sehr zum Erstaunen des vergesslichen Trinkers.

Im weiteren Verlauf der Geschichte wusste man zwar den Essig auf vielfältige Weise einzusetzen, doch erst im 19. Jahrhundert gelang es dem französischen Mikrobiologen Pasteur (1822–1895), das Geheimnis dieses uralten Hausmittels zu lüften. Er bewies, dass winzige Lebewesen notwendig sind – nämlich Bakterien und Pilze –, damit unbelebte Materie gärt oder fault.

Chemisch gesehen ist Essig nichts anderes als eine wässrige Lösung von Essigsäure samt Farb- und Aromastoffen, die durch einen Gärungsprozess unter Beisein von Essigbakterien entsteht. Diese Bakterien sind in der Luft immer vorhanden. Nach dieser so genannten Fermentation liegt der Alkoholgehalt dann bei nur 0,2 Prozent.

Erst der vergorene Alkohol, also die Essigsäure, verleiht dem Essig eine konservierende und antiseptische Wirkung. Und er gibt ihm natürlich den sauren Geschmack. Essig in Reinform oder in hoher Konzentration ist stark ätzend und lediglich zum Reinigen und Entkalken geeignet. Der normale Obst-, Wein- oder Kräuteressig enthält im Gegensatz zu der handelsüblichen 25-prozentigen Essenz allerhöchstens 7 Prozent Essigsäure.

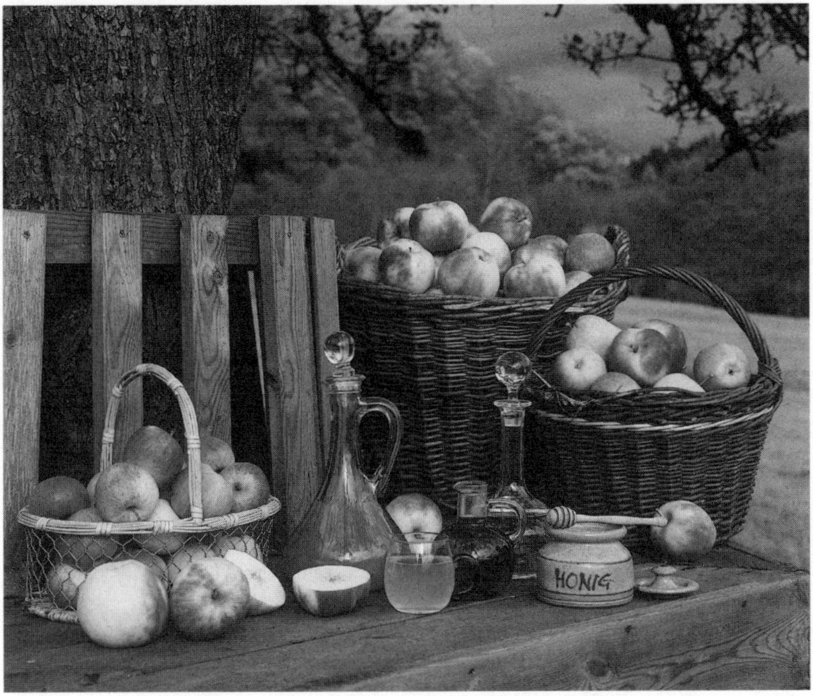

Apfelessig wird umso kräftiger, je reifer und süßer die Früchte sind

Das Verfahren

Apfelessig wird – wie der Name schon verrät – aus Apfelsaft hergestellt. Und je reifer und süßer die Früchte sind, desto kräftiger wird auch der Essig. Schließlich ist es der Zuckergehalt, der die Bildung der Säure vorantreibt. Zahlreiche Produzenten unterstützen dies durch den Zusatz von Hefe und von speziellen Essigbakterien. Für die Herstellung verwendet werden vor allem aromatische Mostäpfel sowie Boskop, Cox Orange, Alkmene und McIntosh. Qualitätsabstriche müssen immer dann gemacht werden, wenn der Saft aus Abfällen, Schalen, Stängeln und Gehäusen gewonnen wird. Die Verfahren selbst sind ganz unterschiedlich, die riesigen Tonkrüge aus dem Alten Rom werden jedoch nirgends mehr verwen-

det. Beim so genannten Orléansverfahren werden liegende Eichenfässer mit einem Fassungsvermögen von 200 bis 300 Litern etwa zur Hälfte mit Apfelmost angefüllt und schließlich mit einem Schuss Essig als Bakterienüberträger versetzt. Die für die Gärung erforderliche Luft strömt durch Löcher in den oberen Fasshälften hinein. Über dieses Verfahren zur Essigherstellung gibt es exakte Aufzeichnungen aus dem Jahre 1670. Es wurde aber bereits im 14. Jahrhundert im französischen Orléans eingesetzt.
Eine der derzeit modernsten Methoden ist das submerse Gärverfahren, das in den 50er Jahren entwickelt wurde und sich vor allem durch seine Schnelligkeit auszeichnet. Das Besondere daran ist, dass die Essigbakterien frei in der Maische schwimmen und dass die Vergärung bereits nach 24 Stunden abgeschlossen ist. Dabei ruht die Maische in Behältern aus Edelstahl, so genannten Acetatoren. Um sein volles Bouquet zu erreichen, muss der Essig anschließend bis zu einem Jahr ruhig lagern.

Die Essigmutter

Der Schaum, der sich auf der Oberfläche von Apfelmost oder Wein während des Gärungsvorgangs absetzt, wird Essigmutter, Essigkahm oder Essigkahmhaut genannt. Dieser Schaum kann abgeschöpft und in einen neu angesetzten Most gegeben werden.
Essigmutter ist heute längst kein Geheimtipp mehr. Viele Menschen schwören auf diesen Schaum. Fest steht, dass Essigmutter eine sehr starke Wirkung hat – sie ist sogar um ein Vielfaches stärker als die des Essigs. Beispielsweise können ansteckende Ausschläge, Gelenkschmerzen und Pilzerkrankungen damit erfolgreich behandelt werden.

Auf den Inhalt kommt es an

Da das Auge bekanntlich auch bedient werden soll, machen Essigbehälter eine Menge her. Die gebräuchlichen 0,7-l-Flaschen gibt es in unterschiedlichen Farben und Formen. Die Etiketten sind reich an Verzierungen und es werden Geschmack, Genuss und natürlich Gesundheit versprochen.

Doch lassen Sie sich nicht von der Optik oder von schönen Worten täuschen. Schließlich kommt es auf den Inhalt an! Natürlich kann der Apfelessig nur so gut sein wie die bei der Herstellung verwendeten Äpfel. Achten Sie beim Kauf also darauf, dass nur ganze Äpfel verarbeitet wurden, und die sollten aus biologisch-dynamischem Anbau stammen. Nur so bekommen Sie weitgehend schadstoffarme Ware! Mindestens ebenso entscheidend wie die Äpfel ist die Herstellungsweise. Bei einigen Sorten wird der Essig zu stark gefiltert und mitunter sogar destilliert, also verdampft. *Wichtig:* Kaufen Sie nur naturtrüben Apfelessig! Nur er wurde auf natürliche Weise hergestellt. Die klaren Essigsorten sind zwar preiswerter, enthalten aber weit weniger Inhaltsstoffe. Sie eignen sich jedoch bedingt für Bäder, Auflagen und Waschungen.

Ein reichhaltiger Essig ist dunkel und trüb. Lassen Sie sich nicht durch eine Schaumkrone oder einen Bodensatz irritieren, denn sie sprechen nur für die Qualität des Essigs. (Äußere) Schönheit ist eben doch nicht alles …

Heilkraft aus der Natur

Wertvolles aus dem Apfel

In der Sonne gereifte Äpfel sind nicht nur süß. Nein, sie bieten auch eine Vielzahl von Nährstoffen. So enthalten sie beispielsweise alle essentiellen Mineralstoffe und Aminosäuren, die an sämtlichen Lebensvorgängen beteiligt sind. Ebenso wertvoll ist auch der Apfelessig. In ihm verstecken sich unter anderem 20 Mineralstoffe und Spurenelemente, Essig-, Propion-, Milch- und Zitronensäure, eine Reihe von Enzymen und Aminosäuren sowie wertvolle Ballaststoffe wie zum Beispiel Apfelpektin. Ebenfalls enthalten sind Bioflavonoide. Diese Flavonoide wirken wiederum gefäßerweiternd und durchblutungsfördernd. Sie tragen dazu bei, dass Krampfadern und Hämorriden abheilen und der Körper Vitamin C besser aufnehmen kann. Apfelpektin senkt dagegen den Cholesterinspiegel und beugt vorzeitiger Adernverkalkung vor. Das ebenfalls im Apfelessig enthaltene Beta-Karotin wehrt erfolgreich freie Radikale ab, die mit zunehmender Umweltbelastung vermehrt im Körper auftreten und dort die Zellen angreifen. Kommt es zu einer andauernden Beeinträchtigung durch freie Radikale, können vorzeitige Alterserscheinungen, Herzkrankheiten, Störungen des Immunsystems, grauer Star und sogar Krebs die Folge sein.

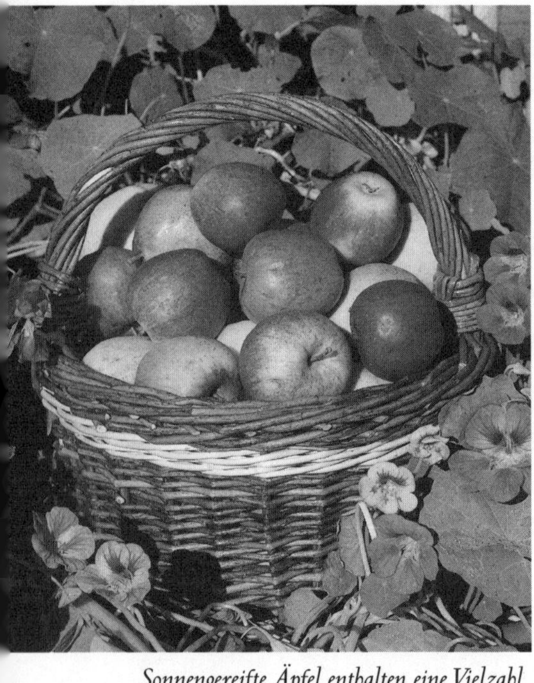

Sonnengereifte Äpfel enthalten eine Vielzahl an wertvollen Inhaltsstoffen

Ein Mangel an dem lebenswichtigen Kalium macht sich durch geistige und körperliche Erschöpfung, Gedächtnisstörung, Muskelerschlaffung, Appetitlosigkeit sowie Funktionsstörungen des Herzens bemerkbar.
Jeder Bestandteil des Essigs ist für sich schon unentbehrlich. Ihre Wechselwirkungen untereinander oder mit anderen, teilweise körpereigenen Stoffen stellen jedoch etwas Einmaliges dar. Gänzlich erforscht werden konnte dieses Zusammenspiel noch nicht, aber die Praxis spricht für sich.

Diese lebensnotwendigen Stoffe sind in Apfelessig enthalten: Chlor, Eisen, Fluor, Kalium, Kalzium, Kupfer, Magnesium, Natrium, Phosphor, Schwefel, Silizium, die Vitamine A, B_1, B_2, B_6, C, E, P sowie das Provitamin Beta-Karotin.

Ein Apfel am Tag ...

Ein infiziertes, vergiftetes oder krankes Tier sucht instinktiv nach faulendem Obst. Es wartet so lange, bis aus dem Alkohol Essigsäure geworden ist, und frisst erst dann die faule Frucht. Und dass die milde und magenfreundliche Essigsäure den Körper entgiftet und ihn von Krankheitserregern befreit, hat sich auch bei den Menschen herumgesprochen. Seit Jahrtausenden besteht an der positiven Wirkungsweise von Äpfeln und Apfelessig überhaupt kein Zweifel. Nicht umsonst heißt es: „An apple every day keeps the doctor away" (ein Apfel am Tag hält den Doktor fern). Schließlich ist Essigsäure der Feind aller Bakterien. Sie räumt kräftig in Darm und Magen auf, desinfiziert, entgiftet und wirkt entschlackend in den Nieren, der Blase und dem Harnleiter. Essigsäure unterstützt diese Organe bei ihrer Entgiftungsarbeit. Und mit Essigsäure wird der Fettstoffwechsel im Körper wieder ins Gleichgewicht gebracht.

Der Powerdrink: Apfelessig mit Honig

Die beiden sind das ideale Gespann für Geschmack und Wohlbefinden: Apfelessig ist ein vielseitiges Naturheilmittel und ein einfach anwendbares Kosmetikum, mit dem Sie sich von Kopf bis Fuß schönpflegen können. Und der Honig? Er versüßt den Essig und ist außerdem reich an Vitaminen, Mineralstoffen, Spurenelementen, Enzymen und antibakteriellen Substanzen – ja sogar Penicillin. Bislang konnten mehr als 180 natürliche Substanzen nachgewiesen werden, durch die Honig, der obendrein entwässernd und schleimlösend wirkt, zu einem regelrechten Fitmacher wird. Kein Wunder also, dass er bei den alten Griechen als Götterspeise galt, die als Tau vom Himmel und als Regen von den Sternen strömte. Und da die traditionellen Anwendungsgebiete des Apfelessigs auch auf den Honig zutreffen, liegt wohl nichts näher, als die beiden „Wundermittel" zu einem einzigen zu vereinen.

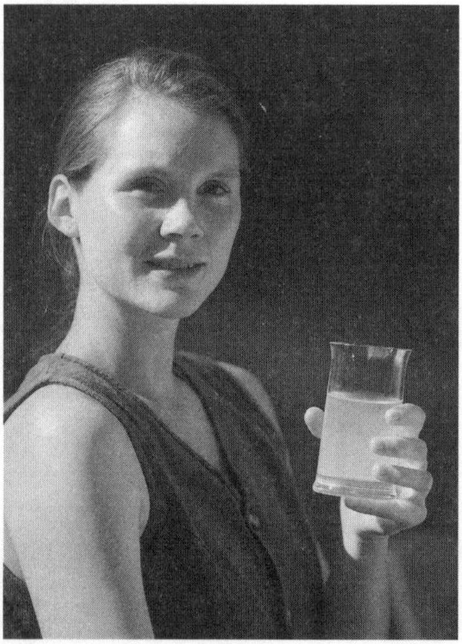

Der Powerdrink: Apfelessig, Honig, Wasser

Der Begründer der modernen Apfelessigtherapie, der amerikanische Arzt D. C. Jarvis (1881–1945), empfahl, täglich ein Glas Wasser mit 2 TL Apfelessig und 2 TL Honig zu sich zu nehmen. Dieses Getränk hat die Bezeichnung „Powerdrink" wirklich verdient. Mit einem Schuss Saft kann der Powerdrink noch zusätzlich angereichert werden. Empfehlenswert sind beispielsweise Aprikosen-, Brombeer-, Holunder-, Johannisbeer-, Orangen- und Tomatensaft. Das schmeckt nicht nur gut, sondern lindert auch zahlreiche Beschwerden. Bitte beachten Sie aber, dass der Powerdrink das Einsetzen der Menstruation verzögern kann.

DER POWERDRINK

2 TL Apfelessig und 2 TL Honig in einem Glas Wasser gut verrühren.

Für Dr. Jarvis war Honig ein „wahrhaft vollkommenes Nahrungsmittel“, mit dem Erkrankungen der Atemwege, Stirnhöhlenkatarrh, Muskelkrämpfe, Heuschnupfen, Verbrennungen und Schlafstörungen behandelt werden können.
Doch Honig ist nicht gleich Honig! Deshalb sollten Sie beim Kauf auf die Qualität achten. Folgende Hinweise helfen Ihnen dabei:

- Das Prädikat „Auslese“ spricht für sich und für einen in Geschmack und Konsistenz überdurchschnittlich guten Honig.
- Die Vermerke „fermentreich“ oder „kaltgeschleudert“ bürgen für einen hohen Enzymgehalt.
- Die Produkte des Imkerbundes unterliegen hohen Qualitätsanforderungen. Der Bund verpflichtet die angeschlossenen Imker zum Beispiel dazu, dass die Wärmebelastung des Honigs weit unter dem gesetzlichen Mindeststandard liegt.

Beachten Sie aber bitte, dass die Inhaltsstoffe, selbst wenn der Honig noch so hochwertig ist, durch Kochen, Backen oder sonstiges Erhitzen zumindest teilweise verloren gehen. Dies passiert auch, wenn Sie Honig im Kühlschrank lagern.
Wichtig: Diabetiker müssen selbstverständlich auf Honig verzichten!

TIPP

Ideal zum Abnehmen ist Essigtee. Mischen Sie 1 l Kamillen- oder Pfefferminztee mit 2 EL Zitronensaft, 4 EL Honig und 1 EL Apfelessig. Gekühlt erfrischt dieser Tee auch an heißen Sommertagen.

Das Gesundheits-ABC

Zu Großmutters und Urgroßmutters Zeiten wurde Apfelessig mit Wasser verdünnt und mit Honig angereichert, um leichtere Beschwerden wie zum Beispiel Verdauungsstörungen oder Erkältungen zu kurieren. Da Apfelessig auch antibakteriell und entzündungshemmend wirkt, wurde er früher aber auch zur Wundbehandlung eingesetzt. Die wertvollen Inhaltsstoffe beeinflussen den Organismus positiv und machen diese Essigsorte zu einem hervorragenden Mittel der modernen Gesundheitspflege. So vielseitig Apfelessig aber auch ist, eines kann er auf keinen Fall: einen Arzt ersetzen.

Akne

Akne ist eine manchmal entzündliche Hauterkrankung, bei der es zu übermäßiger Hauttalgproduktion kommt. Mögliche Ursachen sind hormonelle Veränderungen, falsche Ernährung, Darmträgheit, Stoffwechselstörungen oder seelische Probleme. Innerlich und äußerlich angewendet, wirkt Apfelessig hautreinigend und entzündungshemmend.

Anwendung

- Trinken Sie vor jeder Mahlzeit 1 Glas Wasser mit 2 TL Apfelessig.
- Gönnen Sie Ihrer Haut Gesichtsdampfbäder. Geben Sie dazu 1 l kochendes Wasser sowie 4 EL Apfelessig und Kamillenblüten in eine Schüssel. Bedecken Sie den Kopf mit einem Handtuch und halten Sie Ihr Gesicht zehn Minuten in den Dampf.

Atembeschwerden

Wenn Sie nachts mit Atembeschwerden aufwachen, kann folgende Anwendung möglicherweise helfen. Selbstverständlich sollten Sie in schweren Fällen und bei anhaltenden Beschwerden unbedingt einen Arzt aufsuchen.

Anwendung

- Trinken Sie in kleinen Schlucken einen Powerdrink (siehe Seite 19). Lassen Sie sich aber Zeit! Wenn Sie das Glas nach etwa 30 Minuten geleert haben, warten Sie einige Minuten ab. Tritt keine Linderung ein, wird die Anwendung wiederholt.

Atemwegserkrankungen

Infektionen der Atemwege werden meist durch Erkältungsviren ausgelöst. Dies geschieht dann, wenn die Abwehr des Körpers beispielsweise durch Abkühlung, Zugluft, Durchnässung, aber auch durch Umweltgifte oder psychische Probleme so geschwächt wird, dass sie die Erreger nicht mehr in Schach halten kann.

Wer ständig unter Schnupfen oder Husten leidet, sollte sein Immunsystem stärken. Denn dann deutet alles darauf hin, dass es durch falsche Lebensweise, chronische Krankheiten oder Störungen des Lymphsystems geschwächt ist. Ideal zum Mobilisieren der Abwehrkräfte ist der Powerdrink. Er stärkt das Immunsystem vor allem durch die Förderung einer gesunden Darmflora. Vorbeugen ist natürlich besser als heilen. Beginnen Sie also am besten vier Wochen vor der Erkältungszeit mit einer mehrwöchigen Kur. → *Schnupfen*

Anwendung

- Trinken Sie dreimal täglich den Powerdrink (siehe Seite 19).
- Ergänzen Sie diesen Drink mit einem Echinacea-Präparat (Sonnenhut). Nehmen Sie es, wenn möglich, am späten Nachmittag ein. Unterbrechen Sie die Verabreichung von Echinacea nach vier Tagen für jeweils drei Tage.
- Stärken Sie Ihr Abwehrsystem außerdem mit natürlichem Vitamin C, enthalten zum Beispiel in Hagebutte oder Sanddorn.
- Tauchen Sie ein Blatt braunes Packpapier in Apfelessig. Es soll von der Größe her den Brustbereich bedecken. Sobald es sich vollgesogen hat,

streuen Sie Pfeffer darüber und binden es mit einem Stoffstreifen auf die Brust. Die gepfefferte Seite muss 20 Minuten auf der Haut aufliegen. Anschließend wird die Brust gewaschen.

Aufstoßen

Aufstoßen in Maßen ist eine normale Begleiterscheinung der Verdauung. Ausgelöst wird es, wenn Luft, Gase oder säuerlicher Mageninhalt in die Speiseröhre gelangen. Tritt es verstärkt auf, kann Apfelessig lindernd wirken. Auf jeden Fall sollten Sie langsam essen und gründlich kauen.

Anwendung

- Trinken Sie zu den Mahlzeiten den Powerdrink (siehe Seite 19). Dieses Getränk sorgt für einen Ausgleich der Magensäfte. Nicht auf Ihren Speiseplan gehören Schwerverdauliches wie Hülsenfrüchte und stark gewürzte Speisen. Nehmen Sie lieber mehrmals am Tag kleine Mahlzeiten zu sich.

Ausfluss

Das Scheidensekret schützt mit einem sauren Milieu vor lokalen Entzündungen. Von krankhaftem Ausfluss kann man erst dann sprechen, wenn die Absonderung aus der Scheide über einen längeren Zeitraum verstärkt auftritt. In leichteren Fällen sowie bei der Behandlung von Pilz- und bakteriellen Infektionen kann die Scheidenflora mit Apfelessigspülungen wieder ins Gleichgewicht gebracht werden.

Anwendung

- Mischen Sie Apfelessig mit Wasser, das Körpertemperatur haben sollte. Nehmen Sie dazu einen Teil Essig und vier Teile Wasser. Ziehen Sie die Apfelessigverdünnung mit einer 10-ml-Spritze (ohne Kanüle) auf und geben Sie sie vorsichtig in die Scheide.

Blähungen

Bei Blähungen kommt es durch übermäßige Gasbildung zu einem aufgetriebenen Leib, Völlegefühl, Darmgeräuschen und manchmal sogar zu schmerzhaften Koliken. Ausgelöst werden diese Beschwerden in der Regel durch blähende Speisen, Verdauungsschwäche, Darmträgheit, Störung der Darmflora, Nahrungsmittelunverträglichkeit oder zu schnelles Essen. Apfelessig zerstört die Fäulnisbakterien im Darm.

Anwendung

- Bereiten Sie vor jeder Mahlzeit einen Powerdrink (siehe Seite 19) zu und trinken Sie ihn in kleinen Schlucken. Je nach persönlichem Geschmack können Sie ihn außerdem mit Anis, Melisse, Kümmel oder Fenchel anreichern.
- Reichern Sie Ihre Speisen nicht nur mit Apfelessig, sondern auch mit Knoblauch an. Er beugt Blähungen vor.
- Unterstützend wirkt ein Apfelessigwickel, der 30 Minuten auf dem Unterleib liegen soll. Tränken Sie den Wickel in Apfelessigwasser, das ein Mischungsverhältnis von 1:1 haben sollte.

Blasenerkrankungen

→ *Nieren- und Blasenerkrankungen*

Blasenschwäche

Wenn Sie nachts häufig aufstehen müssen, weil Sie einen starken Harndrang verspüren, und wenn dafür keine organische Ursache vorliegt, lindert Apfelessig die Beschwerden. Schmerzen beim Wasserlassen deuten jedoch auf eine Blasenentzündung (→ *Nieren- und Blasenerkrankungen*) hin. Ziehen Sie Ihren Arzt zu Rate! Apfelessig kann allerdings auch in diesem Fall die Therapie unterstützen, denn er fördert die Tätigkeit der Nieren.

Anwendung

- Trinken Sie den Powerdrink (siehe Seite 19) zu jeder Mahlzeit, bis der Harndrang verschwindet.
- Ebenfalls empfehlenswert sind Kräutertees, die mit 2 TL Apfelessig und 1 TL Honig je Glas angereichert werden. Harntreibend wirken beispielsweise Tees aus Birkenblättern und Liebstöckel.
- Verwöhnen Sie sich mit einem Tomatensalat, der mit einem Dressing aus 1 EL Apfelessig, 2 EL Olivenöl und etwas Zimt angemacht wird.

Bluterguss

Blutergüsse entstehen durch die Gefäßverletzung bei stumpfer Gewalteinwirkung. Mit Apfelessig verschwinden sie rasch wieder.

Anwendung

- Erhitzen Sie 1/4 Tasse Apfelessig mit 1/2 TL Salz. Tränken Sie einen Wattebausch mit dieser Flüssigkeit. Legen Sie die Watte auf den Bluterguss, bis sie trocken ist. Dieser Vorgang wird einige Male wiederholt.

Chronische Müdigkeit und Schlaflosigkeit

Fühlen Sie sich schon morgens ausgelaugt? Sind Sie dauernd erschöpft und abgespannt, liegen aber dann schlaflos im Bett? Dann sollten Sie Ihre Lebensweise ändern! Denn diese Erschöpfungszustände deuten darauf hin, dass Ihre Nerven völlig überbeansprucht sind. Ursache können psychische Belastungen, aber auch ein Übermaß an Genussgiften sein. Wichtig ist, dass Sie Ihre Ernährung auf eine gesunde Vollwertkost umstellen und Süßigkeiten sowie Weißmehlprodukte meiden. Verwenden Sie Apfelessig, wo immer es geht, und süßen Sie mit Honig! Diese beiden beruhigenden Nahrungsmittel sind ideal, um Ihr Leben wieder ins Gleichgewicht zu bringen. → *Erschöpfung*

Anwendung

- Trinken Sie immer vor dem Schlafengehen den Powerdrink (siehe Seite 19) in kleinen Schlucken.
- Mischen Sie ½ Tasse Honig mit 3 TL Apfelessig. Nehmen Sie vor dem Schlafengehen 2 TL der Mischung zu sich. Essen Sie noch einmal 2 TL, wenn Sie nach einer Stunde noch immer wach sind. Wenn Sie nachts aufwachen, können Sie sich wieder 1 oder 2 TL der Mischung genehmigen.

Durchfall

Durchfall ist in der Regel eine Abwehrreaktion des Körpers. Es kommt mehrmals täglich zu einer dünnflüssigen Darmentleerung, die häufig von kolikartigen Schmerzen begleitet wird. Durchfall sollte nicht auf die leichte Schulter genommen werden, denn der Körper verliert dabei sehr viel Flüssigkeit und lebenswichtige Mineralstoffe. Mögliche Ursachen sind verdorbene Nahrungsmittel, verunreinigtes Wasser, Vergiftungen, Infektionen, allergische Reaktionen und Reizungen des Magen-Darm-Trakts beispielsweise durch kalte Getränke oder Abführmittel. Apfelessig kann den Durchfall regulieren, indem er die Darmfunktion positiv beeinflusst und Giftstoffe absorbiert. Außerdem unterstützt er den schonenden Wiederaufbau der Darmflora und versorgt den Körper mit wichtigen Vitaminen und Mineralstoffen. Das ist von Bedeutung, weil der Darm jetzt keine normale Kost verträgt und Sie sich vorübergehend mit Haferschleim oder Zwieback ernähren müssen. Sie sollten jedoch einen Arzt aufsuchen, wenn nach zwei bis drei Tagen keine Besserung eintritt.

Anwendung

- Trinken Sie vor jeder Mahlzeit in kleinen Schlucken ein Glas stilles Mineralwasser mit 2 TL Apfelessig. Wichtig ist, dass Sie dies bis zum Abklingen der Beschwerden tun.
- Legen Sie zweimal am Tag für jeweils 2 Stunden feuchtheiße Apfelessigwickel auf den Bauch.

Erhöhte Blutfettwerte

Der übermäßige Genuss von tierischen Fetten erhöht die Blutfettwerte und verdickt somit das Blut. Mit der Zeit können dadurch zum Beispiel Stoffwechselerkrankungen, Gefäßverschlüsse und sogar Herzinfarkte oder Schlaganfälle verursacht werden. Die Inhaltsstoffe des Apfelessigs können zur Verdünnung des Bluts beitragen. Verantwortlich dafür ist das Apfelpektin. Es senkt das schädliche LDL-Cholesterin, das einen Großteil der im Blut befindlichen Fettstoffe transportiert.

Anwendung

- Trinken Sie morgens über einen längeren Zeitraum ein Glas Wasser mit 2 TL Apfelessig.
- Verwenden Sie viel Apfelessig bei der Speisenzubereitung.

Erkältung

→ *Atemwegserkrankungen*

Erschöpfung

Wenn Sie sich in einer Phase der Regeneration oder der Genesung befinden, sollten Sie Ihr Immunsystem stärken. Die Inhaltsstoffe des Apfelessigs eignen sich dafür hervorragend. → *Chronische Müdigkeit und Schlaflosigkeit*

Anwendung

- Trinken Sie morgens direkt nach dem Aufstehen einen Powerdrink (siehe Seite 19), und zwar vier bis sechs Wochen lang.
- Verwöhnen Sie sich mit Abklatschungen: Tränken Sie einen Waschlappen in Apfelessigwasser (1:1). Klatschen Sie ihn dann kräftig in Richtung Herz gegen die einzelnen Körperpartien. Das belebt.

Fieber

Fieber ist nichts weiter als eine Abwehrreaktion des Körpers auf eine Infektion. Durch die erhöhte Körpertemperatur werden Viren abgetötet und das Immunsystem angekurbelt. Gesenkt werden kann das Fieber mit kalten Wadenwickeln oder Essigsocken.

Anwendung

- Tränken Sie Wickel mit verdünntem Apfelessig. Je nach Verträglichkeit sollte die Wassertemperatur zwischen 10 und 20 Grad Celsius betragen. Anschließend wringen Sie die Wickel etwas aus und wickeln sie um die Unterschenkel. Sie können die Tücher ohne Bedenken einige Stunden auf der Haut lassen.
- Tränken Sie Baumwollsocken in Essigwasser. Wringen Sie sie anschließend aus und ziehen sie an. Darüber wird ein Handtuch gewickelt oder eine trockene Socke gezogen. Bei starkem Fieber den Strumpf in puren Essig tauchen.

Fußpilz

Die antibakterielle Wirkung des Apfelessigs hilft sogar bei lästigem Fußpilz, der durch eine Virusinfektion entsteht.

Anwendung

- Reiben Sie die erkrankten Stellen mehrmals täglich sowie vor dem Schlafengehen mit reinem Apfelessig oder mit Apfelessig-Knoblauchsaft, gemischt im Verhältnis 1:1, ein. Die Behandlung sollte mindestens sechs Wochen dauern.
- Weichen Sie die Socken vor dem Waschen ½ Stunde in Essigwasser (4 Teile Wasser, 1 Teil Essig) ein.
- Verwenden Sie nur Strümpfe aus Naturfasern und kochen Sie sie nach dem Tragen stets aus.

Gedächtnisschwäche

Wenn Sie bemerken, dass Ihr Gedächtnis nachlässt, sollten Sie unbedingt etwas dagegen unternehmen. Wie wär's zum Beispiel mit einem Powerdrink? Er hilft Ihrem Gedächtnis garantiert wieder auf die Sprünge.

Anwendung

- Trinken Sie zu jeder Mahlzeit einen Powerdrink (siehe Seite 19).
- Stellen Sie Ihre Ernährung auf Vollwertkost um. Achten Sie auf eine ausreichende Mineralstoff- und Vitaminzufuhr. Besonders wichtig sind Vitamin B_{12}, Niazin und Folsäure.
- Meiden Sie Alkohol und Nikotin.

Gelenkschmerzen

Fällt es Ihnen manchmal schwer, sich zu bücken? Fühlen Sie sich steif und schmerzen die Gelenke schon bei der kleinsten Bewegung? In jedem Fall sollten Sie die Ursache von einem Arzt abklären lassen. Diese Beschwerden können die Anfänge einer Gelenkentzündung (Arthritis) sein oder auf die Abnutzung der Knorpelschicht (Arthrose) sowie Entzündungen der Sehnenscheiden oder Schleimbeutel hindeuten. Jetzt heißt es: Wer rastet, der rostet. Bewegen Sie sich also möglichst viel und kontrollieren Sie Ihr Gewicht. Zu viele Pfunde auf der Waage beeinträchtigen Ihre Gesundheit noch zusätzlich! Es kann auch sein, dass die Schmerzen von Gicht verursacht werden. Bei Gicht bilden sich in den Gelenken Harnsäurekristalle aus, die sehr schmerzhafte Entzündungsprozesse auslösen. Zur Vorbeugung und zur Behandlung ist eine Ernährungsumstellung unumgänglich. Rigoros reduziert werden müssen alle harnsäurebildenden Lebensmittel wie zum Beispiel Fleisch, Wurst, Innereien und Hefeprodukte. Um die Funktionstüchtigkeit Ihrer Gelenke zu unterstützen, sollten Sie die Säure und vor allem die Mineralstoffe des Apfelessigs nutzen. Essig regt den Stoffwechsel an, entschlackt und reguliert den Kalzium- und Salzhaushalt.

Anwendung

- Trinken Sie dreimal täglich den Powerdrink (siehe Seite 19). Lassen die Beschwerden nach, dann bleiben Sie bei dieser Gewohnheit.
- Lindern Sie akute Schmerzen mit Apfelessigwasser-Wickeln. Entscheiden Sie selbst, ob Sie die Wickel warm oder kalt besser vertragen.
- Trinken Sie außerdem mehrmals täglich eine Tasse grünen Hafertee.
- Verwenden Sie Apfelessig bei der Speisenzubereitung.

Geschwollene Füße

Bei geschwollenen Füßen ist ein Apfelessig-Fußbad empfehlenswert. Es regt den Stoffwechsel an und wirkt abschwellend.

Anwendung

- Füllen Sie abends eine Wanne oder eine große Schüssel knöcheltief mit warmem Wasser. Je nach Wassermenge werden 2 bis 4 Tassen Apfelessig hinzugefügt. Waten Sie eine Weile in dem Wasser herum, bis Sie eine Besserung verspüren. Zum Schluss nicht abtrocknen!

Halsschmerzen

Bei Halsschmerzen hilft es, mit einer Apfelessigverdünnung zu gurgeln. Sie werden rasch eine Linderung bemerken, denn beim Gurgeln wirken die antibakteriellen Inhaltsstoffe besonders schnell.

Anwendung

- Verdünnen Sie Apfelessig mit lauwarmem Wasser. Das Verhältnis sollte 1:3 betragen. Bei akuten Entzündungen gurgeln Sie mit dieser Mischung stündlich. Wichtig ist, dass Sie die Flüssigkeit anschließend ausspucken!
- Gurgeln Sie im Wechsel mit einer Lösung aus starkem Salbeitee.

- Die Wirkung des Gurgelns wird durch feuchtwarme Halswickel noch verstärkt. Für diesen Wickel tauchen Sie ein Handtuch in heißes, mit 3 EL Apfelessig angereichertes Wasser.
- Stellen Sie außerdem eine Mischung aus ½ Glas Wasser, ½ Glas Apfelessig, 3 TL Honig und 1 TL Cayennepfeffer her. 1 TL davon alle 3 bis 4 Stunden eingenommen, lindert die Beschwerden rasch.
- Bei Schluckbeschwerden wirken auch Essig-Lehmwickel: Verrühren Sie Heilerde und Apfelessig zu einem dickflüssigen Brei. Geben Sie diese Masse fingerdick auf ein sauberes Baumwolltuch. Wickeln Sie dieses Tuch um den Hals, und erneuern Sie es, sobald der Brei getrocknet ist.

Hämorriden

Afterjucken und -brennen sowie Blut auf dem Stuhl deuten auf Hämorriden hin. Ein Arztbesuch ist auf jeden Fall erforderlich. Bei Juckreiz ist die Anwendung von Apfelessig empfehlenswert. Das Hausmittel fördert die Blutgerinnung und desinfiziert. Die Hämorriden schwellen rasch ab.

Anwendung

- Betupfen Sie die betroffenen Stellen jeden Abend vorsichtig mit unverdünntem Apfelessig.
- Geben Sie in 1 Glas heißes Wasser 1 EL Honig und 1 bis 2 TL Apfelessig, umrühren. Mehrmals täglich 1 Glas langsam und in kleinen Schlucken trinken.
- Nehmen Sie sich Zeit für Sitzbäder mit Apfelessig und Salbei- oder Zinnkrautaufguss. Baden Sie nicht zu heiß!

Hautentzündung

Die Haut ist das größte Organ des Körpers, doch ihre Bedeutung wird häufig unterschätzt. Immerhin erfüllt sie eine so lebenswichtige Funktion wie den Schutz des Körperinneren vor schädlichen äußeren Einflüssen.

Und sie ist ein Ausscheidungsorgan, das mit Schweiß auch Schlacken und andere Giftstoffe absondert. Entzündungen der Haut werden in der Regel durch Bakterien oder Viren verursacht. Zu Eiterherden kommt es beispielsweise, wenn sich an einer Wunde Bakterien ansammeln. Ein Furunkel entsteht dann, wenn Bakterien in den Ansatz eines Haarfollikels eindringen und sich dort ein Eiterpfropf bildet. Auch Abszesse werden durch Bakterien verursacht. Lösen hingegen Viren die Infektion aus, können Bläschenbildung, heftiger Juckreiz, Rötung der Haut und mitunter sogar starke Schmerzen auftreten. Lassen Sie vom Arzt eine Diagnose erstellen.

Anwendung bei Entzündungen durch Bakterien

- Nehmen Sie zu den Mahlzeiten ein Glas Wasser mit 2 TL Apfelessig zu sich.
- Tränken Sie Kamillenblüten in unverdünntem Apfelessig, und lassen Sie diese Lösung eine Woche ziehen, bevor Sie sie abseihen und in eine Flasche abfüllen. Entzündete Hautstellen werden dann mehrmals täglich damit betupft.
- Stellen Sie Kompressen aus Apfelessig und Mais- oder Kartoffelmehl her und legen Sie sie auf die entzündeten Hautstellen.

Anwendung bei Entzündungen durch Viren

- Trinken Sie zu den Mahlzeiten den Powerdrink (siehe Seite 19).
- Betupfen Sie befallene Hautstellen mit in reinen Apfelessig getauchter Gaze.

Heiserkeit

Wenn Sie nur noch ein Röcheln herausbringen oder die Stimme ganz versagt, kann eine Erkältung ebenso die Ursache sein wie Überanstrengung. Es empfiehlt sich in jedem Fall, mit verdünntem Apfelessig zu gurgeln. Er wirkt entzündungshemmend und löst den Schleim. → *Halsschmerzen*

Anwendung

- Mischen Sie 2 TL Apfelessig mit 1 Glas warmem Wasser und gurgeln Sie damit. Danach ausspucken. Trinken Sie den nächsten Schluck. Nur so erreichen Sie alle Stellen des Rachens. Stündlich wiederholen! Klingen die Beschwerden ab, wiederholen Sie die Prozedur nur noch alle 2 bis 3 Stunden. Behalten Sie dies bis zu 3 Tage nach dem Abklingen der Heiserkeit bei.
- Geben Sie 2 bis 3 EL Apfelessig in heißes Wasser. Tauchen Sie ein Leintuch hinein. Wringen Sie es aus und wickeln es sich um den Hals. Legen Sie ein warmes Handtuch darüber. Mehrmals wiederholen!

Heuschnupfen

Diese Allergie gegen Blütenpollen oder andere Substanzen ist nicht nur lästig, sondern obendrein auch noch sehr hartnäckig. Allerdings können die Beschwerden gemildert und das Allgemeinbefinden verbessert werden.

Anwendung

- Der Powerdrink (siehe Seite 19) lindert ständiges Niesen, gerötete Augen, Tränenfluss, Hautausschläge und allgemeines Unwohlsein.
- Ebenfalls empfehlenswert sind Dampfbäder mit Apfelessig (siehe Seite 20) sowie Wassertreten. Füllen Sie für Letzteres eine Wanne knöchelhoch und geben Sie 1 Tasse Apfelessig hinzu.

Husten

Oft sind Erkältungskrankheiten mit Husten verbunden. Denn in der Regel wird der Schleim, der sich bei einer Infektion in den Atemwegen sammelt, abgehustet. Was aber ist zu tun, wenn sich diese Sekrete festsetzen? Wichtig ist, dass der Erkrankte reichlich Flüssigkeit aufnimmt, damit sich der Schleim verflüssigen kann. Besonders gut ist heißer Thymiantee. Empfehlenswert ist vor allem für Kinder ein Hustensirup aus Honig und Apfelessig.

Anwendung

Mischen Sie 4 EL Honig mit 5 TL Apfelessig. Besteht akuter Hustenreiz, wird 1 TL des Sirups verabreicht.

Insektenstich

Wenn Sie von einer Wespe oder Mücke gestochen worden sind, können Sie ein Anschwellen verhindern und Schmerz sowie Juckreiz lindern, indem Sie eines der beiden folgenden Mittel sofort einsetzen. Wenn die Beschwerden nicht nachlassen, sollten Sie einen Arzt aufsuchen. Übrigens: Plagegeister wie Mücken können Essig überhaupt nicht leiden. Wenn Sie sich also vor einem Aufenthalt im Freien mit Apfelessigwasser einreiben, werden Sie garantiert nicht gepiesackt.

Anwendung

- Geben Sie sofort unverdünnten Apfelessig auf die Einstichstelle.
- Ebenfalls empfehlenswert sind Auflagen mit Apfelessig und zerdrücktem Knoblauch.

Kopfschmerzen

Kopfschmerzen können viele Ursachen haben. Häufig sind sie die Folge von Stress und Anspannung. Ihnen können allerdings auch Blutdruckstörungen, Darmbeschwerden und Wetterveränderungen zugrunde liegen. Erkrankungen im Kopfbereich bereiten ebenfalls häufig Kopfschmerzen.

Anwendung

- Wenn Ihre Kopfschmerzen auf ungesunde Darmverhältnisse zurückzuführen sind, trinken Sie den Powerdrink (siehe Seite 19) über einen längeren Zeitraum zweimal täglich.

- Gönnen Sie sich ein Apfelessigdampfbad, sobald sich Spannungskopfschmerzen ankündigen. Füllen Sie dazu Apfelessig und Wasser in einen kleinen Topf. Das Mischungsverhältnis sollte 1:1 betragen. Erhitzen Sie die Flüssigkeit, und wenn Dampf aufsteigt, können Sie mit der Anwendung beginnen. Wichtig ist, dass Sie sich ein Handtuch über den Kopf legen und durch die Nase einatmen. Maximal 5 Minuten!

Krampfadern

Krampfadern sind erweiterte Venen, die sich deutlich sichtbar unter der Haut abzeichnen. Apfelessig kann bei richtiger Anwendung den Zustand der Adern verbessern, denn er fördert die Durchblutung, stärkt die Venenwände und strafft das Gewebe.

Anwendung

- Trinken Sie morgens einen Powerdrink (siehe Seite 19). Damit unterstützen Sie die äußerliche Anwendung.
- Reiben Sie schmerzende Krampfadern morgens und abends mit unverdünntem Apfelessig ein.
- Tränken Sie einen Wickel in Apfelessig, schlagen ihn um das betroffene Bein und lassen ihn etwa 20 Minuten einwirken.
- Ebenfalls empfehlenswert sind Wechselfuß- und -sitzbäder. Geben Sie einfach 1/2 Tasse Apfelessig ins Badewasser.

Lebensmittelvergiftung

Bei Lebensmittelvergiftungen hilft nur eins: Erbrechen! Helfen Sie nach, indem Sie einen Finger in den Hals stecken und ein Glas Obstessig oder Salzwasser trinken. Ist Ihnen diese Methode zu radikal, dann versuchen Sie es mit verdünntem Apfelessig, der als Getränk auch bei einer leichten Magenverstimmung für Linderung sorgt. Wenn nicht bald eine Besserung eintritt, müssen Sie einen Arzt aufsuchen.

Anwendung

- Lösen Sie in einem Glas Wasser 3 bis 4 EL Apfelessig und 2 TL Honig auf. Trinken Sie diese Mischung alle 2 Stunden.

Menstruationsbeschwerden

Menstruationsbeschwerden werden in der Regel durch hormonelle oder seelische Faktoren ausgelöst. Apfelessig-Sitzbäder können lindernd wirken. Apfelessig wirkt blutungshemmend und fördert die Blutgerinnung. Die regelmäßige Einnahme von Apfelessig sollten Sie jedoch vier Tage vor Beginn der Periode unterbrechen, da dieses Hausmittel das Einsetzen der Menstruation verzögern kann. Verzichten Sie dann lieber auf den Powerdrink.

Anwendung

- Machen Sie Sitzbäder vor oder während der Periode mit der Zugabe von ½ Tasse Apfelessig. Sie können außerdem einen Aufguss aus Frauenmantel, Hirtentäschel oder Taubnesseln hinzugeben.
- Trinken Sie außerdem jeden Morgen einen Powerdrink.

Mundgeruch

Mundgeruch hat ganz unterschiedliche Ursachen. Er kann auf chronische Entzündungen im Körper, auf Verdauungsprobleme oder aber auf mangelhafte Mundpflege zurückgehen. Ziehen Sie Ihren Arzt zu Rate. Im Mundraum wirkt Apfelessig antiseptisch und er verbessert die Zahnhygiene.

Anwendung

- Wenden Sie Mundspülungen mit Apfelessigwasser an, eventuell mit Salbeitee. Danach das Ganze ausspucken.
- Gurgeln Sie bei Entzündungen im Halsbereich mit Apfelessigwasser.

- Waschen Sie Ihren Körper mit unverdünntem Apfelessig oder geben Sie eine Tasse Apfelessig in Ihr Badewasser.

Muskelkrämpfe

Muskelkrämpfe sind ein Alarmsignal des Körpers. Apfelessig gleicht mögliche Mineralstoffmängel aus und regt den gestörten Stoffwechsel an.

Anwendung

- Trinken Sie über einen längeren Zeitraum morgens nach dem Aufstehen den Powerdrink (siehe Seite 19).
- Baden Sie abends und geben Sie 1 Tasse Apfelessig ins Wasser.

Muskelzerrungen

Muskelzerrungen werden erfolgreich mit Apfelessig behandelt, sofern sichergestellt ist, dass kein Muskelfaserriss vorliegt.

Anwendung

- Tränken Sie ein Tuch mit unverdünntem Apfelessig. Wringen Sie es aus und streuen Sie etwas Cayennepfeffer darauf. Legen Sie es auf die betroffene Stelle und wickeln Sie ein Handtuch darum. Der Umschlag bleibt etwa fünf Minuten darauf. Wiederholen Sie die Prozedur nach einiger Zeit.
- Gönnen Sie sich ein warmes Bad mit 1 bis 2 Tassen Apfelessig. Massieren Sie sich dabei leicht unter Wasser von den Füßen bis zum Hals.

Nasenbluten

Leiden Sie häufig unter Nasenbluten? Auch in diesem Fall hilft Ihnen Apfelessig weiter, denn er fördert die Blutgerinnung und desinfiziert.

Anwendung

- Trinken Sie vorbeugend täglich den Powerdrink (siehe Seite 19).
- Tränken Sie Gaze oder Watte in Apfelessig und führen Sie es vorsichtig in das blutende Nasenloch ein. Dort bleibt es bis zum Stillstand der Blutung. Ebenfalls empfehlenswert sind Umschläge mit kaltem Apfelessigwasser auf Schläfe, Stirn und Nacken.

Nieren- und Blasenerkrankungen

Zusammen mit der Leber sind die Nieren für die Entgiftung des Körpers zuständig. An Blasenentzündungen erkranken besonders häufig Frauen. In der Regel werden Blasenentzündungen durch Unterkühlung oder Erkältung ausgelöst. Dabei haben die Betroffenen einen vermehrten Harndrang und sie spüren ein Brennen und Stechen beim Wasserlassen. Hier kommt die natürliche Heilkraft des Apfelessigs positiv zum Tragen. So wirkt Essig unterstützend bei der Durchspülung von Nieren und Blase. Das hat zur Folge, dass giftige Substanzen und Stoffwechselendprodukte und somit auch schädliche Bakterien vermehrt ausgeschieden werden. Außerdem beugt Apfelessig der Bildung von Nieren- und Blasensteinen vor.

Wichtig: Tritt bei einem Blasenkatarrh nicht bald Besserung ein, muss ein Arzt zu Rate gezogen werden. Denn dann droht der Übergang in ein chronisches Stadium und im schlimmsten Fall steigt die Entzündung sogar über die Harnleiter in die Nieren.

Anwendung

- Nehmen Sie zu jeder Mahlzeit 1 Glas Wasser mit 2 TL Apfelessig zu sich.
- Trinken Sie außerdem viel Kräutertee. Er fördert ebenfalls die Ausscheidung giftiger Substanzen. Geeignet sind beispielsweise Birkenblätter-, Brennessel-, Liebstöckel-, Löwenzahn- oder Zinnkrauttee. Sie können aber auch Mineralwasser trinken.

Ohrengeräusche

Klingen Ihnen die Ohren? Dann leiden Sie an Ohrensausen oder Tinnitus. Die Ursache lässt sich oft nicht ermitteln, aber Experten vermuten, dass Stress diese Erkrankung begünstigt. Sind Durchblutungsstörungen die Auslöser, kann eine innere Anwendung von Apfelessig für Linderung sorgen.

Anwendung

- Trinken Sie zu den Mahlzeiten den Powerdrink (siehe Seite 19).

Ohrenschmerzen

Entzündungen des äußeren Gehörgangs treten relativ häufig auf. Dabei besteht die Gefahr, dass diese Erkrankung, die in vielen Fällen nach dem Schwimmen beobachtet wird, auf das Mittelohr übergreift. Dies ist auch dann der Fall, wenn Ohrenschmerzen durch Infektionen im Nasen-Rachen-Raum verursacht werden, da Rachenraum und Mittelohr durch die eustachische Röhre miteinander verbunden sind. Durch dieses Röhrensystem gelangen Krankheitskeime ins Mittelohr. Vor allem bei Säuglingen und Kleinkindern kommt es vor, dass Nasenschleimhäute samt Röhrensystem geschwollen sind und dass sich dann der durch die Infektion gebildete Eiter im Mittelohr staut, was starke Schmerzen zur Folge hat. Bei Ohrenschmerzen ist in jedem Fall eine ärztliche Behandlung erforderlich! Allerdings kann Apfelessig durch seine entzündungshemmende Wirkung die Behandlung unterstützen.

Anwendung

- Legen Sie bei einer Mittelohrentzündung eine warme Kompresse mit reinem Apfelessig, eventuell vermischt mit Zinnkrautaufguss, auf.
- Unterstützt wird die Ohrenauflage mit einem Apfelessig-Wasserdampfbad. Geben Sie zu 2 Teilen erhitztes Wasser 1 Teil Apfelessig, und halten Sie den Kopf so, dass der Dampf in die Ohren steigen kann.

Reisekrankheit

Wird Ihnen beim Autofahren schlecht? Oder streikt Ihr Magen auf hoher See? Dann ist Apfelessig unter Umständen das richtige Heilmittel. Das liegt daran, dass Essigsäure die Magennerven beruhigt.

Anwendung

- Essen Sie vor Reiseantritt Essiggurken.
- Lösen Sie einige Tropfen Apfelessig in einem Glas Wasser auf und trinken Sie das Ganze in kleinen Schlucken.

Schlaflosigkeit

→ *Chronische Müdigkeit und Schlaflosigkeit*

Schnupfen

Mit der kalten Jahreszeit kommt meist auch der Schnupfen. Er gehört zu den häufigsten Krankheiten und wird vielleicht gerade deshalb so oft unterschätzt. Dabei kann ein verschleppter Schnupfen eine Nasennebenhöhlenentzündung oder eine Stirnhöhlenvereiterung zur Folge haben. Vertrauen Sie keinesfalls auf Nasenspray, denn es hilft nur kurzfristig und kann bei ständigem Gebrauch die Nasenschleimhäute austrocknen. Greifen Sie auch bei dieser Erkältungskrankheit lieber zu bewährten Hausmitteln ohne Nebenwirkung. → *Atemwegserkrankungen*

Anwendung

- Trinken Sie zweimal täglich den Powerdrink (siehe Seite 19). Das schützt vor einer starken Verschleimung.
- Inhalieren Sie mit einer erhitzten Apfelessigverdünnung. Dabei kommt auf 2 Teile Wasser 1 Teil Apfelessig.

- Spülen Sie Ihre Nase mit lauwarmem Salzwasser. Das dazu benötigte Emser Salz ist ebenso wie die dafür erforderliche Nasendusche in der Apotheke erhältlich.
- Legen Sie für einige Minuten eine warme Kompresse mit einer verdünnten Apfelessiglösung auf die gerötete Nase auf.
- Nehmen Sie bei einem Stirnhöhlenkatarrh stündlich 1 Glas Wasser mit 1 TL Apfelessig zu sich, insgesamt siebenmal pro Tag.

Schuppenflechte

Die Zahl der Menschen, die an Schuppenflechte leiden, steigt ständig. Die Anlage dazu ist erblich, wobei nicht jeder, der dazu veranlagt ist, auch daran erkrankt. Auslöser für einen Ausbruch können zum Beispiel psychische Probleme oder akute Infekte sein. Diese Krankheit äußert sich in einem übermäßigen Wachstum der Oberhaut und einer verstärkten Hornhautbildung. Die stark schuppenden Entzündungsherde sind rot gefärbt und beschränken sich meist auf einzelne Körperteile. In schweren Fällen überzieht die Schuppenflechte den ganzen Körper. Eine völlige Heilung dieser mit starkem Juckreiz verbundenen Krankheit ist derzeit noch nicht möglich. Sie wird jedoch gelindert durch Klimakuren an der Nordsee, dem Toten Meer oder im Hochgebirge. Auch eine Behandlung mit Grapefruitkernextrakt und Teerpräparaten verspricht Besserung. Erfolge wurden übrigens auch nach Einreibungen mit Eigenurin verzeichnet. Unterstützend wirkt die innerliche und äußerliche Anwendung von Apfelessig.

Anwendung

- Trinken Sie einmal täglich den Powerdrink (siehe Seite 19).
- Nehmen Sie sich Zeit für ein ausgedehntes Apfelessigbad: Geben Sie bis zu 2 Tassen Apfelessig in Ihr Badewasser. Bleiben Sie mindestens 30 Minuten in der Badewanne. Lassen Sie das Essigwasser auf der Haut trocknen. Also: nicht abrubbeln!
- Ebenfalls empfehlenswert sind Essigwasserkompressen, die direkt auf die betroffenen Stellen gelegt werden.

Schwangerschaftsübelkeit

Viele Frauen leiden in den ersten drei Schwangerschaftsmonaten unter morgendlicher Übelkeit. Eigentlich ist es ein völlig harmloses Symptom, aber es ist lästig, insbesondere wenn es zu heftigem Erbrechen kommt. Ein Apfelessigdrink kann für Abhilfe sorgen.

Anwendung

- Trinken Sie morgens vor dem Frühstück 1 Glas Wasser mit 1 TL Apfelessig. Nehmen Sie das Getränk am besten noch im Bett zu sich und gönnen Sie sich auch dort Ihr Frühstück.

Sodbrennen

Eine Über- oder Untersäuerung des Magens kann unangenehmes Sodbrennen verursachen. Da in den meisten Fällen zu wenig Salzsäure im Magen vorhanden ist, tritt Sodbrennen häufig nach einer eiweißreichen Mahlzeit auf. Apfelessig kann dem Brennen entgegenwirken. Treten die Beschwerden allerdings regelmäßig auf, sollte ein Arzt zu Rate gezogen werden.

Anwendung

- Trinken Sie nach jeder Mahlzeit einen Powerdrink (siehe Seite 19).
- Würzen Sie Ihre Speisen mit Apfelessig.

Sonnenbrand

Sonnenbrand ist nicht nur schmerzhaft – durch übermäßiges Sonnenbaden wird die Haut auch auf Dauer geschädigt. Es kann zu Verbrennungen zweiten und ersten Grades (Bläschen, offene Wundflächen) führen und sogar Lichtkrebs verursachen. Die äußere Anwendung von

Apfelessig ist bei einem leichten Sonnenbrand sehr zu empfehlen. Er wirkt beruhigend auf die schmerzhafte Rötung, kühlt und verhindert außerdem Entzündungen.

Anwendung

- Tragen Sie reinen Apfelessig auf die verbrannten Hautpartien auf.
- Baden Sie lauwarm und geben Sie dem Wasser 2 Tassen Apfelessig zu.

Verletzungen

Die innere und äußere Anwendung von Apfelessig unterstützt den Heilungsprozess von Verletzungen und Wunden. Die Inhaltsstoffe wirken desinfizierend, schmerzlindernd und fördern die Blutgerinnung. Bei Menschen, die regelmäßig Apfelessig trinken, verkrusten Verletzungen beispielsweise schneller. Außerdem trägt Apfelessig nach Operationen zur Wundheilung bei.

Anwendung

- Trinken Sie dreimal täglich den Powerdrink (siehe Seite 19), wenn Sie sich verletzt haben.
- Tränken Sie einen Wattebausch mit unverdünntem Apfelessig und betupfen Sie damit die Wundfläche.
- Nehmen Sie mindestens vier Wochen vor einer Operation zu jeder Mahlzeit den Powerdrink zu sich.

Verstopfung

Hierbei handelt es sich um Darmträgheit mit einer zu seltenen Entleerung von zu geringer und zu harter Stuhlmenge. Ursachen können neben Stress und organischen Störungen vor allem falsche Ernährung, Bewegungsmangel, Abführmittelmissbrauch sowie eine zu geringe Flüssigkeitsaufnahme sein. Nur wenn Sie Ihre Ernährung auf eine ballaststoffreiche Vollwertkost umstellen, kommt Ihre Verdauung wieder in Schwung. Apfelessig hilft Ihnen dabei!

Anwendung

- Trinken Sie täglich mehrere Gläser Wasser mit jeweils 2 TL Apfelessig.
- Gönnen Sie sich lauwarme Fußbäder. Dafür mischen Sie 4 l Wasser mit 1 Glas Apfelessig und 4 TL Salz.

Warzen

Bei Warzen handelt es sich in der Regel um gutartige Hautveränderungen, die meist durch ein Virus entstehen. Mit Apfelessig können Sie Warzen den Garaus machen.

Anwendung

- Mischen Sie 1 EL Salz und 4 EL Apfelessig und schütteln Sie das Ganze gut durch. Betupfen Sie damit die Warzen mehrmals täglich.
- Lassen Sie Ringelblumenblätter eine Woche lang in Apfelessig ziehen. Anschließend abseihen und die Warzen damit bestreichen.

Wetterfühligkeit

Macht Ihnen jeder Wetterwechsel zu schaffen? Fühlen Sie sich dann elend und schlapp? Bei vielen Menschen kündigt sich eine Änderung des Wetters durch körperliche Symptome, aber auch durch Stimmungstiefs an. Diese Beschwerden können mit dem Powerdrink gemildert werden.

Anwendung

- Trinken Sie regelmäßig den Powerdrink (siehe Seite 19).

Zahnprobleme

Untersuchungen beweisen, dass der Verzehr von Äpfeln die Kariesgefahr verringert. Beim Kauen werden die Zahnzwischenräume gereinigt und die in der Frucht enthaltenen Säuren verhindern die Neubildung von Plaque. Apfelessig beugt nicht nur Karies, sondern auch Parodontose und Zahnfleischentzündungen vor und stärkt den Zahnschmelz. Angenehme Begleiterscheinung: Mit der Zeit werden die Zähne deutlich weißer!

Anwendung

- Geben Sie in 1 Glas Wasser 1 TL Apfelessig. Spülen Sie damit jeweils nach dem Zähneputzen den Mund. Gurgeln nicht vergessen! Dann ausspucken.
- Diese Mischung empfiehlt sich auch als Getränk zu den Mahlzeiten.

Schönheit von Kopf bis Fuß

Apfelessig macht schön – das wusste schon Kleopatra. Die ägyptische Königin schätzte ihn als wirkungsvolles Getränk für eine glatte, straffe und frisch aussehende Haut. Und sie hatte Recht: Apfelessig regt die Hautfunktionen und die Durchblutung an und ist deshalb das ideale Pflegemittel. Obendrein hat Essig fast den gleichen pH-Wert wie gesunde Haut, nämlich 5,5. Bei äußerlicher Anwendung von Apfelessig tun Sie also automatisch etwas für Ihre Haut. Deshalb sollten Sie auch auf stark alkalische Seifen – und das sind die meisten – verzichten, denn sie zerstören den Säureschutzmantel. Nehmen Sie stattdessen ein Essigbad oder reiben Sie die Haut mit Apfelessigwasser ab. Sie fühlt sich hinterher weich an und sieht rosig aus.

Schönheit kommt von innen

Unreine Haut, geplatzte Äderchen, stumpfe Haare und brüchige Nägel: Unser Aussehen hängt nicht nur von der äußerlichen Pflege, sondern auch von der Qualität unserer Nahrung ab – und das in viel stärkerem Maße, als die meisten Menschen meinen. Denn einseitige Kost belastet das Verdauungssystem, und ist der Darm erst einmal überfordert, kann er Nährstoffe nicht mehr optimal verwerten. Die Versorgung von Haut, Haaren und Nägeln verschlechtert sich und das hinterlässt deutliche Spuren. Schönheit kommt eben doch von innen …

Was kann man also tun, damit Aussehen und Lebensfreude nicht leiden? Das A und O für gesunde Schönheit ist eine ausgewogene Mischkost. Unbedingt auf den Speiseplan gehören alle ballaststoffreichen Nahrungsmittel wie zum Beispiel Vollkornprodukte, Obst, Gemüse und unpoliertes Getreide. Dazu noch täglich ein Apfelessigdrink und Bewegung an der frischen Luft – dann kann eigentlich gar nichts mehr schief gehen!

Schließlich ist Apfelessig auch innerlich eingenommen für die Schönheit ein ganz besonders edler Tropfen: Er unterstützt nicht nur Stoffwechsel und Verdauung, sondern versorgt den Körper außerdem noch mit lebenswichtigen Vitaminen und Mineralstoffen, beispielsweise mit Kalium. Kaliummangel kann eine faltige Haut und eine schlaffe Muskulatur zur Folge haben.

Schön durch den Tag

Für eine Apfelessigmassage lohnt es sich, morgens eine halbe Stunde früher aufzustehen. Die belebende und desodorierende Wirkung garantiert einen gelungenen Start in den Tag. Und nicht nur das: Apfelessig bringt Sie auch nach einem anstrengenden Arbeitstag wieder auf Touren. Wenn Sie abends ein Rendezvous haben, aber eigentlich schon viel zu müde sind, ist die Massage der perfekte Muntermacher.

Anwendung

- Mischen Sie einfach 2 bis 4 EL Apfelessig in einen Liter warmes Wasser. Dann nehmen Sie davon etwas in die Hand und reiben damit den ganzen Körper ab, bis der Essig vollständig eingezogen ist. Massieren Sie immer zum Herzen hin!
- Für ein regenerierendes Vollbad geben Sie 1 bis 2 Tassen Apfelessig ins nicht zu heiße Wasser. Lassen Sie sich aber Zeit! Damit die Haut die Säure aufnehmen kann, sind mindestens 15 Minuten erforderlich. Besonders entspannend wirkt das Bad, wenn Sie Heilkräuterextrakte wie Melisse, Lavendel oder Hopfen ins Wasser geben.

Strahlendes Gesicht

Äußerlich angewendet hat Apfelessig für die tägliche Gesichtspflege viel zu bieten. Er bewirkt einen geschmeidigeren Teint und gibt der Haut neue Spannkraft. Berücksichtigen Sie bei der Pflege Ihren Hauttyp, und bedenken Sie, dass Ihre Haut in der Stadt durch zunehmende Umweltbelastungen größeren Strapazen ausgesetzt ist.

Normale Haut

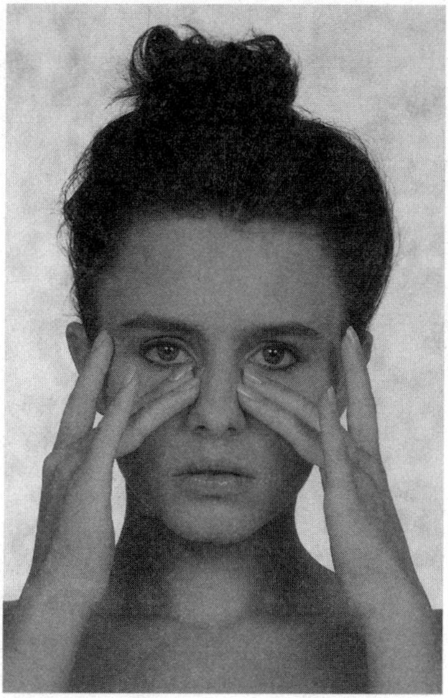

Apfelessig sorgt für eine geschmeidige Haut

Normale Haut ist pflegeleicht. Das bei der Reinigung oder beim Duschen entzogene Fett wird rasch wieder ersetzt, so dass der natürliche Schutzmantel der Haut sich immer wieder regenerieren kann. Lediglich zu häufiges Waschen kann die Haut rau und schuppig machen, wenn nicht entsprechend nachgecremt wird. Außerdem setzt ab einem Alter von ungefähr 30 Jahren der ganz normale Alterungsprozess ein. Für die Haut hat das zur Folge, dass die Talgproduktion verringert wird. Also wird sie trockener. Reife Haut altert aber schneller, wenn sie falsch gepflegt wird.

Mit Apfelessig können Sie Ihrer Haut etwas Gutes tun. Innerlich mit dem Powerdrink, in den Sie noch Aprikosen- und Ananassaft geben, und äußerlich mit Pflegeprodukten aus Apfelessig. Besonders geeignet sind Essigbäder, die die Haut glatt und gesund erhalten.

Apfelessig-Kräuterbad

✤ Verrühren Sie ½ l Apfelessig, ½ l Wasser und 100 g getrocknete Kräuter. Erhitzen Sie diese Mischung etwa 10 Minuten in einem Topf und lassen Sie den Sud anschließend 10 Stunden lang ziehen. Seihen Sie die Flüssigkeit ab und füllen Sie sie in eine dunkle verschließbare Flasche. Geben Sie diese Mixtur in Ihr Badewasser.

Für welche Kräuter Sie sich entscheiden, hängt ganz von den Bedürfnissen Ihrer Haut ab. Wählen Sie Ihre ganz persönlichen Lieblingskräuter aus und verwöhnen Sie sich damit. Belebend wirken Brombeerblätter, Rose und Salbei, beruhigend Lavendelblüten, Holunderblüten und Basilikum, erfrischend Minze. Veilchenblüten beseitigen Hautunreinheiten. Wenn Sie etwas für Ihr Nervenkostüm tun möchten, nehmen Sie Baldrian, Kamille, Rosmarin, Zitronenmelisse oder Hopfen. Zum Desinfizieren eignen sich Lavendel, Rosmarin und Kamille. Basilikum hat eine desodorierende Wirkung. Juckreiz wird durch Weizenkleie gelindert.

Unreine und fettige Haut

Bei fettiger und unreiner Haut ist die richtige und regelmäßige Reinigung ein absolutes Muss. Denn die vermehrte Talgproduktion bewirkt, dass sich die Poren erweitern und sich Mitesser und Pickel bilden. Meiden Sie auf jeden Fall Seifen, greifen Sie lieber zu der – wenn auch teureren – Reinigungsmilch. Sie entfettet die Haut wesentlich stärker und führt ihr gleichzeitig Feuchtigkeit zu. Allerdings ist Reinigungsmilch nicht wasserlöslich und daher müssen ihre Überbleibsel mit Gesichtswasser entfernt werden.
Die desinfizierenden und entfettenden Inhaltsstoffe des Apfelessigs bieten sich förmlich dazu an, selbst Gesichtswasser herzustellen. Außerdem reguliert Apfelessig den Hautstoffwechsel und fördert auf diese Weise die Ausleitung der Gift- und Schlackenstoffe über die Haut. Schließlich wirkt er entzündungshemmend.
Übrigens: Vollbäder mit Apfelessig (1 Tasse) und einem Aufguss aus entspannendem Lavendel, desinfizierender Kamille oder stark entfettendem Huflattich bzw. Gänseblümchen wirken bei fettiger Haut wahre Wunder!
Doch damit allein ist es nicht getan! Stellen Sie Ihre Ernährung auf eine schlackenarme Frischkost um, bei der Sie Apfelessig immer wieder verwenden können. Ebenfalls empfehlenswert ist der Powerdrink (siehe Seite 19), den Sie regelmäßig trinken sollten und mit Gurken-, Kartoffel-, Kohl- und Tomatensaft kombinieren können. Selbstverständlich sollten Sie um Süßigkeiten einen großen Bogen machen.

Reinigungscreme

Diese Creme reinigt, ohne den natürlichen Säureschutzmantel der Haut anzugreifen. Tragen Sie sie aufs Gesicht auf, lassen Sie sie einwirken und spülen Sie sie dann gründlich ab.

✤ Schlagen Sie 1 Eigelb schaumig. Rühren Sie 1 EL unverdünnten Apfelessig unter und geben Sie 4 EL Distelöl tröpfchenweise hinzu. Bei fettiger Haut geben Sie 4 pürierte Gurkenscheiben und bei unreiner Haut 4 EL Mandelkleie hinzu.

Gesichtswasser

Verwenden Sie Gesichtswasser morgens und abends zur Tiefenreinigung – und zwar nach dem Waschen mit einer milden Reinigungsmilch.

✤ Mischen Sie Mineralwasser und Apfelessig im Verhältnis 1:1. Geben Sie etwas davon auf einen Wattepad und reinigen Sie damit morgens und abends Gesicht und Dekolleté. Empfehlenswert ist außerdem die Zugabe von getrocknetem Zinnkraut oder Kampfer.

Gesichtspeeling

Ein Peeling entfernt die obersten, bereits abgestorbenen Hautschüppchen. Es eignet sich nicht nur für unreine Haut.

✤ Legen Sie ein feuchtwarmes Handtuch für einige Minuten auf das gereinigte Gesicht. Dann tauchen Sie ein Leintuch in kaltes, mit 2 bis 3 EL Apfelessig angereichertes Wasser und bedecken damit Ihr Gesicht. Mit einem Handtuch abdecken. Nach 5 Minuten können Sie Ihr Gesicht mit warmem Wasser abspülen. Dann mit einem Frottiertuch abtrocknen.

Gesichtsdampfbad

Ebenfalls empfehlenswert sind Dampfbäder mit Apfelessigwasser.

✤ Mischen Sie dazu Apfelessig und Wasser (1:1). Bei stark irritierter Haut können Sie einen Aufguss aus Kamille und Lindenblüten hinzufügen.

Klärende Packung

Eine Packung aus essigsaurer Tonerde klärt und beruhigt unreine Haut. Verwöhnen Sie sich einmal in der Woche damit – am besten während Sie baden, denn dann ist die Haut besonders aufnahmefähig.

✤ Verrühren Sie 3 EL essigsaure Tonerde mit 1 EL Sonnenblumenöl. Tragen Sie diese Mischung auf das gereinigte Gesicht auf und lassen sie etwa 1 Stunde einwirken. Mit warmem Wasser abspülen und Haut wie gewohnt eincremen.

Gurkenpackung

Die Gurkenpackung wirkt klärend. Wenn Sie die Gurken durch pürierte Bananen, Aprikosen oder Papayas ersetzen, haben Sie eine wirkungsvolle Maske für müde und stark beanspruchte Haut.

✤ Verarbeiten Sie 4 dicke Gurkenscheiben, 1 TL Apfelessig, 1 Eigelb und 4 EL Distelöl zu einem Brei, tragen Sie ihn auf das Gesicht auf und lassen ihn 30 Minuten einwirken.

Weizenkleie-Essig-Packung

Bei fettiger, zu Pickeln neigender Haut empfiehlt sich eine Packung aus Kleie. Sie reinigt, entfettet und regt die Blutzirkulation an. Und sie wirkt entzündungshemmend.

✤ Verrühren Sie 2 EL Weizenkleie mit 5 EL lauwarmem Mineralwasser und 1 TL Apfelessig. Tragen Sie den Brei auf das gereinigte Gesicht auf und lassen Sie ihn mindestens 20 Minuten einziehen. Anschließend gründlich abspülen.

Trockene und reife Haut

Trockene und reife Haut braucht eine sorgfältige Pflege. Sie reagiert besonders empfindlich auf chemische und alkalische Einflüsse und bekommt viel schneller Fältchen. Äußere Faktoren wie Kälte, Hitze, Wind, heißes Baden und Duschen sowie eine trockene Raumluft entziehen trockener Haut noch zusätzlich Feuchtigkeit und beeinträchtigen den Hautmantel.
Trinken Sie täglich den Powerdrink (siehe Seite 19), möglichst mit Avocado- oder Melonensaft angereichert.
Verbessert wird der Hautzustand außerdem durch Ganzkörperwaschungen mit reinem Apfelessig und durch belebende Abklatschungen. Mischen Sie Wasser und Apfelessig im Verhältnis 1:1 und tränken Sie darin einen Waschlappen. Kräftig gegen die einzelnen Körperpartien klatschen. Wichtig ist, dass Sie sich in Richtung Herz vorarbeiten. Ein Ringelblumen- oder Hamamelis-Apfelessig-Aufguss im Badewasser wirkt übrigens ebenfalls wahre Wunder!
Ideal für trockene und reife Haut ist eine Creme, die aus dem Fleisch der Avocado und aus Apfelessig gewonnen wird. Sie nährt und spendet

Feuchtigkeit und profitiert besonders von den in der Avocado enthaltenen Fetten und Ölen. Außerdem ist Apfelessig reich an Vitamin E, das die Feuchtigkeit hält, das Wasserbindevermögen erhöht und schließlich die Haut glättet.

Avocado-Apfelessig-Creme

❧ Zerdrücken Sie 2 TL frisches Avocadofleisch und vermischen es mit 2 TL Apfelessig, 2 EL Olivenöl, 2 Eigelb und 1 TL frisch gepresstem Zitronensaft. Anschließend schaumig schlagen und vor dem Schlafengehen einmassieren.

Apfelpackung

Das in den Äpfeln enthaltene Pektin erhöht die Feuchtigkeitsaufnahme durch die Haut. Außerdem strafft es die Haut und regt die Durchblutung an.

❧ Pürieren Sie 1 kg säuerliche Äpfel und vermischen Sie sie mit 2 bis 3 EL Apfelessig sowie 1 EL Stärkemehl. Auf besonders trockene oder schuppige Hautpartien auftragen und 30 Minuten einwirken lassen.

Bienenwachspackung

Diese Packung aus Bienenwachs und Apfelessig macht trockene Haut glatt und geschmeidig.

❧ Lösen Sie in 3 TL erhitztem Apfelessig 20 Gramm Bienenwachs (erhältlich in Apotheken und Drogerien) auf. Lassen Sie den Brei abkühlen und tragen Sie ihn auf das gründlich gereinigte Gesicht auf. Mindestens 1 Stunde einwirken lassen und anschließend wie gewohnt cremen!

Glänzendes Haar

Nur rund einem Drittel aller Bundesbürger ist schönes Haar gegeben. Alle anderen klagen über Haarprobleme. Sie haben fettiges oder trockenes, splissendes oder sprödes Haar. Und wieder andere probieren ständig neue Wässerchen aus, um ihren Haarausfall zu stoppen. Eine Glatze ist eben doch nicht immer und für alle erotisch …

Das Haar wird durch äußere Faktoren wie Sonne, Umweltschadstoffe und unsachgemäße Behandlung stark angegriffen und muss durch die richtige Pflege geschützt werden. Das Aussehen der Haare spiegelt den allgemeinen Gesundheitszustand wider. Vermeiden Sie auf alle Fälle schädliche Einflüsse von außen wie zum Beispiel übermäßige Sonnenbestrahlung.
Genau wie für die Haut können Sie auch für Ihre Haare eine Menge mit Apfelessig tun. Alle für den Haarwuchs verantwortlichen Stoffe wie zum Beispiel die Vitamine H (Biotin) und B_2, B_5 und B_6 sowie die Mineralstoffe bzw. Spurenelemente Kalzium, Magnesium, Eisen, Kobalt, Kupfer und Zink sind in Apfelessig vorhanden. Wer regelmäßig den Powerdrink (siehe Seite 19) zu sich nimmt, hat den Grundstein für gesundes und schönes Haar gelegt. Eine ausgewogene Vollwertkost und die richtige Pflege tragen ein Übriges dazu bei.

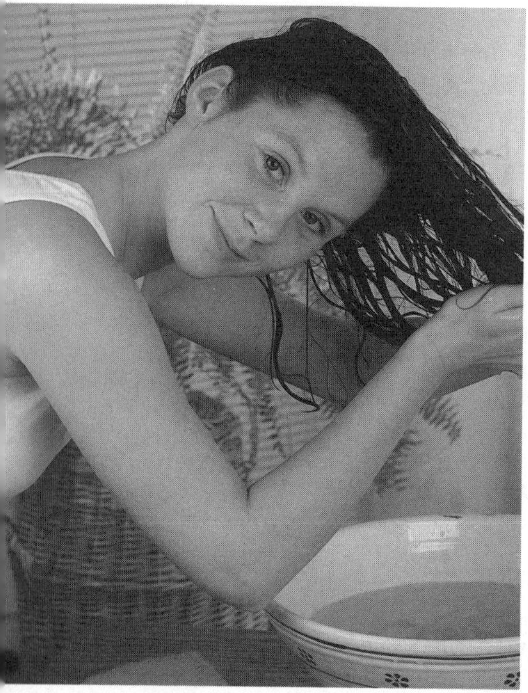

Apfelessig intensiviert die Haarfarbe

Haarpflege nach Maß

Schönes Haar braucht eine individuelle Pflege. Sie muss nicht nur auf den Haartyp, sondern auch auf die Farbe abgestimmt sein. Mit diesen Spülungen zaubern Sie Glanz ins Haar:

- Kamillenblüten hellen blondes Haar natürlich auf.
- Rosmarin bringt dunkles Haar zum Glänzen.
- Kornblumenblüten vitalisieren graues Haar. Es wirkt geschmeidiger und kraftvoller.
- Salbei, Rosmarin, Thymian und Zinnkraut machen fettiges Haar wieder luftig und leicht frisierbar.
- Brennnesselblätter, Rosmarin und Kamillenblüten geben schlaffem Haar neue Kraft.

Spülung zur Intensivierung der Haarfarbe

Mit folgender Spülung, die Sie im Handumdrehen selbst herstellen können, intensivieren Sie Ihre Haarfarbe:

- Sie brauchen dazu lediglich 1/4 Tasse Apfelessig, die mit 1/2 Liter warmem Wasser vermischt wird. Zehn Minuten einwirken lassen und dann abspülen. Angereichert werden kann diese Spülung beispielsweise mit getrockneten und zerkleinerten Klettenwurzeln. Erhitzen Sie die Mischung, lassen sie 30 Minuten ziehen und seihen dann die Wurzeln ab. Fertig ist ein Haarpflegemittel, das für Glanz sorgt und obendrein noch preiswert ist.

Festiger

Mit diesem Festiger verleihen Sie Ihrem Haar neue Fülle:

- Lösen Sie 1 EL Honig in 500 ml warmem Wasser auf. Dann geben Sie 1 TL Apfelessig dazu und tragen den Festiger auf das noch feuchte Haar auf. Eine aufhellende Wirkung erhält der Festiger, wenn Sie das Wasser durch Kamillensud ersetzen. Möchten Sie Ihre Haare rot tönen, geben Sie erst 1 EL färbendes Henna ins Wasser. Lassen Sie diese Mischung 10 Minuten kochen. Zum Schluss geben Sie Honig und Essig dazu.

Mittel gegen Haarausfall

Erst wenn Sie pro Tag weit mehr als 100 Haare verlieren, handelt es sich um Haarausfall. Lassen Sie ärztlich abklären, ob organische Ursachen verantwortlich sind. Wenn der Haarausfall auf eine Stoffwechselstörung oder auf Mineralstoffmangel zurückzuführen ist, kann Apfelessig relativ schnell helfen.

- Trinken Sie täglich den Powerdrink (siehe Seite 19), um Mineralstoffmängel zu beheben. Behalten Sie dies über einen längeren Zeitraum bei!
- Massieren Sie jeden Abend Apfelessigwasser in die Kopfhaut ein.

Mittel gegen Schuppen

In gewissem Maße sind Schuppen natürlich. Übermäßige Schuppenbildung kann durch Apfelessig gelindert werden. Sie sollten aber Ihren Arzt zu Rate ziehen, um zu klären, ob nicht beispielsweise Verdauungsstörungen oder psychische Belastungen die Ursache sind.

✣ Spülen Sie Ihr Haar vor dem Waschen mit verdünntem Apfelessig und lassen Sie ihn 30 Minuten einwirken. Das Mischverhältnis sollte 4:1 betragen. In sehr hartnäckigen Fällen empfiehlt es sich, die Behandlung vor jeder Haarwäsche durchzuführen. Unterstützt wird die Wirkungsweise durch die Zugabe von Kräutern wie zum Beispiel Brennnesseln oder Birkenblättern.

Schöne Hände

Die Hand muss jede Menge wegstecken. Sie ist der Körperteil, der Chemie, Kälte, Hitze und anderen Umwelteinflüssen am häufigsten ausgesetzt ist. Schon allein das ständige Waschen mit Wasser und Seife entzieht den Händen viel Feuchtigkeit. Deswegen ist es so wichtig, für Rückfettung und Feuchtigkeitsanreicherung zu sorgen. Nur kommen die Hände leider oft viel zu kurz: Während das Gesicht gecremt und mit Masken verwöhnt wird, gehen sie meist leer aus. Und genau deshalb verraten die Hände das wahre Alter eines Menschen.
Da in den meisten im Handel erhältlichen Cremes Stoffe wie Mineralöle enthalten sind und damit die Poren verstopft werden, ist es auf jeden Fall sinnvoller, seine eigene, natürliche Creme herzustellen. Und es ist obendrein auch preiswerter! Im Gegensatz zu Mineralölen verstopfen übrigens pflanzliche Öle die Haut nicht.
Rissige Hände werden wieder glatt und geschmeidig, wenn sie mit einem Hautöl aus Olivenöl und Apfelessig, Mischungsverhältnis 1:1, eingerieben werden. Es empfiehlt sich, dieses Öl abends anzuwenden und dann dünne Baumwollhandschuhe anzuziehen. Sie verhindern, dass Sie Ihr Bettzeug fettig machen, und außerdem wird so die Wirkung verstärkt.

Handcreme

Für rauhe und spröde Hände eignet sich aber auch Distelöl. In Verbindung mit Apfelessig ist Distelöl durch seine ungesättigten Fettsäuren ideal für besonders strapazierte Hände.
✣ Verrühren Sie 2 EL Apfelessig, 4 EL Distelöl und 1 Eigelb und tragen Sie die Mischung auf die Hände auf. 1 Stunde einwirken lassen.

Altersflecken

Altersflecken verblassen durch eine Mischung aus Apfelessig und Zwiebelsaft.

✤ Geben Sie Zwiebeln in den Entsafter: Mischen Sie 1 TL Saft mit 2 TL Apfelessig und tragen Sie die Flüssigkeit abends auf. Über Nacht einwirken lassen.

> **Tipp**
>
> Eine vier- bis sechswöchige Powerdrinkkur (siehe Seite 19) hilft bei spröder Haut. Trinken Sie morgens vor dem Frühstück ein Glas und Sie werden schon bald eine Besserung feststellen!

Nagelpflege

Brüchige oder verfärbte Fingernägel werden mit Apfelessig rasch wieder fest und hart, denn in der Regel sind sie ein Zeichen für einen Mangel an Kalzium, Kieselsäure und Natrium. Es empfiehlt sich, mindestens sechs Wochen lang täglich den Powerdrink (siehe Seite 19) zu sich zu nehmen.

Füße zum Vorzeigen

Verhornte Stellen, Schwielen und Hühneraugen sind nicht nur unansehnlich – sie führen auch zu Beschwerden. Anwendungen mit Apfelessig schaffen Abhilfe – und sie beugen schnellen Ermüdungserscheinungen vor. Brennende Füße werden erfrischt, Entzündungen im Nagelbett eingedämmt und der Schweißfluss wird gestoppt.

Fußbad

Nach einem anstrengenden Tag belebt ein Fußbad garantiert!

✤ Geben Sie jeweils 3 TL Salz und Apfelessig auf 5 Liter warmes Wasser. Lassen Sie es 15 Minuten einwirken! Wechselfußbäder mit dem gleichen Mischungsverhältnis verstärken die Wirkung und härten die Füße außerdem ab.

Umschläge bei Hornhaut

Verhornungen verschwinden mit Apfelessigumschlägen.

- Tauchen Sie Gaze oder Watte in reinen Apfelessig. Auf die verhornte Stelle legen, eine Baumwollsocke überziehen und über Nacht einziehen lassen.

Hühneraugen

Hühneraugen, die durch Druck oder Reibung entstehen, können bis zu einer gewissen Größe mit Apfelessig herausgelöst werden. Die im Essig enthaltene Säure weicht kleinere Hühneraugen oft schon nach einer Woche so auf, dass sie samt Wurzeln entfernt werden können.

- Weichen Sie Ihre Füße täglich 15 Minuten lang in einem warmen Fußbad mit Apfelessig ein.
- Reiben Sie die betroffene Stelle außerdem eine Woche lang dreimal täglich mit einer Lösung aus Apfelessig und gepresstem Knoblauch ein.
- Ebenso wirkungsvoll ist es, Ringelblumenblätter eine Woche lang in Apfelessig ziehen zu lassen, abzuseihen und das Hühnerauge dann mit der Flüssigkeit zu bestreichen.

Zähne zum Anbeißen

Ein strahlendes Lächeln kann bezaubern – vorausgesetzt, die Zahnpflege stimmt. Doch schöne Zähne sind nicht nur ein natürlicher Schmuck, sondern ein wichtiges Werkzeug bei der Nahrungsmittelaufnahme. Schließlich wollen Sie auch morgen noch kräftig zubeißen – oder?

Die entzündungshemmenden Inhaltsstoffe des Apfelessigs beugen Parodontose und auch Karies vor. Essigspülungen erhalten so Zähne und Zahnfleisch gesund – und sie beseitigen Verfärbungen.

Zahnspülung

Spülen Sie nach jedem Zähneputzen mit einer Mischung aus 1 Glas Wasser und 1 TL Apfelessig.

Abnehmen mit Apfelessig

Gehören Sie auch zu den Menschen, die ständig irgendeine Diät ausprobieren? Dann kann Ihnen Apfelessig helfen! Mit ihm können Sie schneller und leichter abnehmen, denn Apfelessig wirkt entschlackend, entwässernd, verdauungsfördernd, appetitzügelnd und unterstützt den Fettabbau. Wer zu den Mahlzeiten ein Glas Wasser mit einem Teelöffel Essig trinkt, isst weniger, weil schneller ein Sättigungsgefühl eintritt. Und das Tolle daran: Apfelessig lindert die Lust auf echte Dickmacher. Plötzlich fällt es Ihnen nicht mehr so schwer, Süßem zu widerstehen, und auch Chips und Pommes frites stellen nicht mehr die große Versuchung dar. Stattdessen entdecken Sie ganz neue Geschmacksrichtungen für sich. Übrigens kann Apfelessig auch hervorragend eine Fastenkur unterstützen.

Sauer macht schlank

Sie fragen sich, warum das Abnehmen mit Apfelessig so einfach ist? Nun, das liegt daran, dass die Säure im Körper Fett freisetzende Mechanismen auslöst. Los geht's schon in der Mundschleimhaut. Dort blockiert die Säure die hormonellen Signalgeber, die bei übergewichtigen Menschen während des Kauens von Kohlenhydraten oder Süßem dick machende Enzyme in den Blutgefäßen aktivieren. Sie umschließen die Fettmoleküle in den Fettdepots von Unterhautgewebe oder Hüft- und Bauchspeck. Aber auch im Magen wirkt Essigsäure: Sie senkt den pH-Wert und säuert somit den Magensaft. Und dies wiederum ist entscheidend für die Eiweißvorverdauung. Schließlich können nur ganz bestimmte Eiweißkörper, nämlich die so genannten Stresshormone, die Fettzellen knacken. Bei herkömmlichen Schlankheitskuren bleiben diese so genannten Adipozyten unberührt. Das hat zur Folge, dass sich der Körper die benötigten Energiebrennstoffe aus dem Bindegewebe und aus den Muskeln holt. Nach jeder Diät gibt's dann ein paar Falten und Runzeln mehr und die Muskeln sind schlapp und kraftlos. Und was an Gewicht verloren geht, ist in der Regel fast ausschließlich Wasser. Fett wird kaum verbrannt.

Essigsäure dagegen regt zusätzlich die Darmtätigkeit an. Dadurch wird der Nahrungstransport beschleunigt, und ein Teil des Fetts wird nur teilweise verdaut mit dem Stuhl wieder ausgeschieden, bevor es überhaupt ins Blut oder zu den Fettzellen gelangen kann. Sauer macht eben nicht nur lustig, sondern auch schlank.

TIPP

Schlank machen übrigens auch andere organische Säuren, beispielsweise Zitronen- und Askorbinsäure (Vitamin C).

Essigsäure bewirkt aber noch etwas: Sie beschleunigt die Zellatmung und erhöht so die Leistungskraft aller Zellen. Wie das möglich ist? Ganz einfach: Die Säure verbessert die Eisenverwertung und sorgt so für mehr rote Blutkörperchen. Sie versorgen die Zellen mit Sauerstoff. Außerdem erhöht Essigsäure die Produktion von Eiweißmolekülen in den Körperzellen. Dadurch steigt die Stoffwechselrate und Sie fühlen sich geistig und körperlich fit. Bei beiden Wirkungsweisen benötigt der Körper Fett, das den Fettzellen entzogen wird. Genau deshalb nehmen Sie mit Apfelessig ab – und zwar an den richtigen Stellen! Doch das ist noch nicht alles: Das auf diese Weise abgebaute Fett wird nicht sofort wieder ersetzt. Sie bleiben schlank!

TIPP

Durch Temperaturwechsel verarbeitet Ihr Körper Fettmoleküle. Wenn Sie Ihr Gewicht reduzieren wollen, wirken Wechselduschen unterstützend. Aber auch Wohnräume sollten nicht alle dieselbe Temperatur haben!

Etwas müssen natürlich auch Sie zum Abnehmen beitragen: Verbannen Sie alle dick machenden Angewohnheiten aus Ihrem Leben. Ernähren Sie sich ausgewogen und bewegen Sie sich viel an der frischen Luft! Wenn Sie dies beachten, ist Ihnen ein dauerhafter Erfolg sicher!

Das Auf und Ab des Blutzuckerspiegels

Kennen Sie ihn auch, diesen unersättlichen Heißhunger auf einen Schokoriegel oder ein dickes Eis? Oder stehen Sie mehr auf Pommes frites, Chips und Erdnussflips? Egal, sowohl Süßes als auch Salziges sind echte Dickmacher. Und der Appetit auf sie stellt sich auch dann ein, wenn der Hunger längst gestillt ist. Das ist zwar tückisch, aber eigentlich ganz normal. Ursache dafür ist in der Regel ein zu niedriger Blutzuckerspiegel. So bekommen Sie dann Lust auf etwas Süßes, wenn der Blutzuckerspiegel sinkt. Dann sendet Ihr Gehirn die entsprechenden Signale aus.

Geradezu wild sind schon Kinder auf Pommes frites, Hamburger, Pizza und Currywurst. Dabei schmeckt das darin in hohen Mengen enthaltene Fett allein nach gar nichts und erst das Salz macht diese Gerichte zu echten Rennern. Wer aber seinen Gaumen erst einmal an fette und salzige Nahrung gewöhnt hat, muss bei der Umstellung seiner Essgewohnheiten eine gehörige Portion Willenskraft aufbringen. Hinzu kommt, dass sich bei einem übermäßigen Genuss dieser Lebensmittel schon in der Kindheit wesentlich mehr Fettzellen im Körper bilden als notwendig. Und das rächt sich im Erwachsenenalter!

Nervosität, Müdigkeit und Konzentrationsschwäche machen den Alltag zur Last. Schon Schulkinder klagen über diese Beschwerden, die oft Folgeerscheinungen eines zu niedrigen Blutzuckerspiegels sind. Denn nur wenn sich die Werte in einem Bereich von 90 Milligramm Glukosemoleküle auf 100 Milliliter Blut bewegen, können Gehirn- und Nervenzellen richtig arbeiten. Werden diese Werte nicht erreicht, kommt es zu Erschöpfungserscheinungen und mitunter sogar zu depressiven Verstimmungen.

Im Gegensatz zu vielen anderen Zellarten arbeiten Gehirn- und Nervenzellen nur mit Glukose. Sicher, Schokolade und Traubenzucker helfen – aber nur für kurze Zeit. Zwar gelangen die darin enthaltenen schnell löslichen Kohlenhydrate über das Blut in die Zellen und die Beschwerden verschwinden. Doch bereits nach kurzer Zeit sinkt der Blutzuckerspiegel erneut rapide ab – und zwar noch weiter als zuvor. Das passiert übrigens auch, wenn Sie sich mit einem Schluck Sekt aus diesem Tief retten wollen.

Apfelessig stabilisiert den Glukosespiegel. Denn Essig macht Lust auf Blutzucker steigernde Lebensmittel wie Vollkornprodukte, Obst und Gemüse. Außerdem hilft Essig bei der Eiweißverdauung. Und wenn Eiweiß vom Körper gut verwertet werden kann, ist der Grundstein für geistiges und körperliches Wohlbefinden gelegt.

Im Schlaf zum Wunschgewicht

Im Schlaf abnehmen? Das wird mit Apfelessig zur wunderbaren Wirklichkeit. Das Einzige, was Sie dazu brauchen, ist der Powerdrink (siehe Seite 19) und viel Eiweiß am Abend!

Warum das so ist? Ganz einfach: Seit Mitte der 90er Jahre ist bekannt, dass übergewichtige Menschen nur wenig Wachstumshormone produzieren. Ihnen steht nicht genug Eiweiß zur Verfügung, um dieses Hormon in der Hirnanhangdrüse herstellen zu können. Da es sich hierbei aber um ein so genanntes Stresshormon handelt, besitzt es die Fähigkeit, Fettzellen zu lösen. Das Wachstumshormon hat folglich eine Fett freisetzende Wirkung und macht schlank! Und dies geschieht über Nacht, denn gut eine Stunde nach dem Einschlafen beginnt die Hirnanhangdrüse mit der Produktion des Hormons. Dazu braucht sie übrigens nicht nur Eiweiß, sondern auch Vitamin C. Dann löst das Wachstumshormon Fettmoleküle (Triglyzeride), die über die Blutbahn zu den Zellen und vor allem zu den Muskelzellen wandern. Und dort wird in der Nacht jede Menge Energie verbrannt.

Wenn Sie also morgens um ein bis zwei Pfund leichter aufwachen, haben Sie das dem Wachstumshormon zu verdanken! Seine Fett freisetzende Wirkung können Sie am Abend mit einer eiweißreichen Kost und einem Vitamin-C-Drink unterstützen. Unbedingt dazu gehört Apfelessig. Er kurbelt die Fettschmelze zusätzlich an. Ideal für ein Abendessen ist beispielsweise ein Rohkostteller mit Ei, Thunfisch, Geflügel oder Tofuprodukten. Machen Sie den Salat mit Apfelessig und Olivenöl an!

Tipp

Trinken Sie vor dem Schlafengehen frisch gepressten Zitronensaft, eventuell mit Wasser. Nehmen Sie dafür mindestens zwei Früchte.

Dauerhaft schlank bleiben

Essen Sie eine Woche lang nur hart gekochte Eier und Sie nehmen ab – und genau so schnell wieder zu. Wollen Sie Ihr Wunschgewicht aber auf Dauer halten, müssen Sie Ihre Essgewohnheiten ändern. Essig hilft Ihnen dabei, denn er macht Lust auf mehr – auf mehr Gemüse und mehr Getreide. Der Heißhunger auf Dickmacher hat da kaum noch eine Chance. Also: Stellen Sie Ihre Ernährung auf eine ausgewogene Vollwertkost um und Sie müssen sich nicht länger mit einseitigen Diäten herumquälen. Die 14-Tage-Kur zum Abnehmen und Wohlfühlen (ab Seite 64) zeigt Ihnen den Weg zu Ihrem Wunschgewicht und zu mehr Vitalität.
Wenn Sie dauerhaft Ihr Wunschgewicht halten wollen, müssen Sie einige Grundsätze, die im Folgenden aufgeführt sind, beherzigen. Und das Tolle daran: Sie müssen nie wieder Kalorien zählen!
Das dürfen Sie essen:

- Gemüse, roh oder in wenig Wasser gegart
- Kartoffeln, Naturreis, Vollkornnudeln
- Vollkornbrot, Knäckebrot
- Vollkornmüsli aus Roggen, Weizen, Hafer, Gerste, Dinkel, Buchweizen, Hirse
- alle säuerlichen Obstsorten wie Äpfel, Grapefruits, Heidelbeeren, Kirschen, Orangen, Preiselbeeren, Sauerkirschen und Zitronen
- Bananen
- Kalten Braten, mageren Schinken
- Krabben, Süßwasserfisch
- Hähnchen oder Huhn ohne Haut
- Soja- und Tofuprodukte
- Butter, pflanzliche Öle

Tipp

Kalium entwässert den Körper. Besonders viel Kalium enthalten Bananen, Avocados, Kartoffeln, Sellerie, Spargel, Salat, Grüngemüse, Kohl, Hülsenfrüchte, Vollkornprodukte und Milch.

Gewürzt werden die Speisen mit Apfelessig sowie mit Knoblauch, Meerrettich, Senf, Pfeffer, Paprika, Zwiebeln, Curry und natürlich mit frischen Kräutern. Besonders Erfolg versprechend ist die Verwendung von Apfelessig in Verbindung mit Fett zehrenden Nahrungsmitteln wie zum Beispiel Blumenkohl, Brokkoli, grünen Bohnen, Gurken, Karotten, Kopfsalat, Löwenzahn, Paprikaschoten, Radieschen, Sellerie, Spargel, Spinat, Zucchini und Zwiebeln. Sie bestehen fast ausschließlich aus Wasser und für ihre Verdauung verbraucht der Körper fast ebenso viele Kalorien, wie in dem Gemüse enthalten sind.

TIPP

Zusammen mit Apfelessig ist Senf eine wahre Wunderwaffe gegen überflüssige Pfunde! Schließlich wirkt Senf leicht abführend und mit Essigsäure wird die Funktion als natürlicher Schlankmacher noch vergrößert. Zerstoßen Sie 250 g Senfkörner, vermengen das gewonnene Mehl mit 0,7 l Apfelessig und bringen Sie es unter Rühren zum Kochen. Geben Sie 1 EL Honig und etwas Kräutersalz hinzu. Nach dem Abkühlen wird der Senf abgefüllt und dunkel gelagert.

Salz sollten Sie nur sehr sparsam verwenden, da es verhängnisvoll für die Figur sein kann. Denn Kochsalz bindet große Mengen Wasser. Und zwar nicht nur im Bauchraum, sondern auch im Blut. Daher wird das Blutvolumen erhöht und der Blutdruck steigt. Außerdem wird durch Kochsalz, das aus Natriumchlorid besteht, die Gefäßwandspannung in den Adern erhöht. Dadurch verengen sich die Gefäße und der Blutdruck steigt weiter an.

TIPP

Versuchen Sie nach und nach Salz durch Essig zu ersetzen! Sie gewöhnen sich rasch an den neuen Geschmack und damit haben Sie schon den Grundstein zum Schlankwerden gelegt. Ebenfalls empfehlenswert sind frische Kräuter oder essighaltiger Senf.

Das dürfen Sie trinken:
- Essigtee
- schwarzen oder grünen Tee
- Kräutertee ohne Sahne und Zucker
- Kaffee
- Mineral- und Leitungswasser
- Gemüsesäfte
- Tomatensaft und säuerliche Fruchtsäfte
- Buttermilch und Kefir

Bitte verwenden Sie keinen Zucker, sondern lediglich Süßstoff. Nicht trinken sollten Sie Limonaden und auch süße Fruchtsäfte gehören nicht auf Ihren Speiseplan. Der Grund: Diese Säfte enthalten viel Fruchtzucker (Fruktose) und der verringert die Gewichtsabnahme.

Tipp

Kefir reinigt die Darmflora und die darin enthaltenen Laktobazillen wirken in Verbindung mit Apfelessig sowie Dill und Sauerampfer entgiftend auf Pilze und Bakterien in Dünn- und Dickdarm. Außerdem werden Nahrungsreste durch die angeregte Peristaltik (Darmbewegung) rascher ausgeschieden und die Fettaufnahme reduziert.

Die 14-Tage-Kur zum Abnehmen und Wohlfühlen

Sie wollen lästige Pfunde verlieren? Und Sie wollen sich aktiver, jünger und gesünder fühlen? Diese Kur hilft Ihnen dabei. Schon nach den ersten Tagen stehen Sie morgens frischer und vitaler auf. Und Sie nehmen deutlich an Gewicht ab! Für die 14-Tage-Kur zum Abnehmen und Wohlfühlen brauchen Sie keinen eisernen Willen wie bei den meisten Diäten. Diese Kur soll Ihnen vielmehr einen Weg zu einer ausgewogenen Vollwertkost ebnen, mit der Sie Ihr Wunschgewicht auf Dauer halten können – mit leckeren Rezepten und neuer Energie.

Unterstützen Sie die Kur mit viel Bewegung. Es lohnt sich! Bei körperlicher Anstrengung steigt die Stoffwechselrate im Körper und von den Muskelzellen wird mehr Depotfett angefordert. Die Folge: Fettzellen schrumpfen und Sie nehmen leichter ab. Geizen Sie mit Kohlenhydraten, denn sie machen dick. Kohlenhydratreiche Kost wird durch das Bauchspeicheldrüsenhormon Insulin ins Blut geleitet, und das verhindert, dass Fettmoleküle freigesetzt werden können. Eine Gewichtsreduzierung wird vor allem durch Glukose noch Stunden nach dem Verzehr von Süßem verhindert. Also: Hände weg von allen Weißmehlprodukten, Süßigkeiten und natürlich auch von Alkohol. Sie drosseln den gesamten Energiestoffwechsel, und der Körper speichert Reserven, statt Fett zu verbrennen.

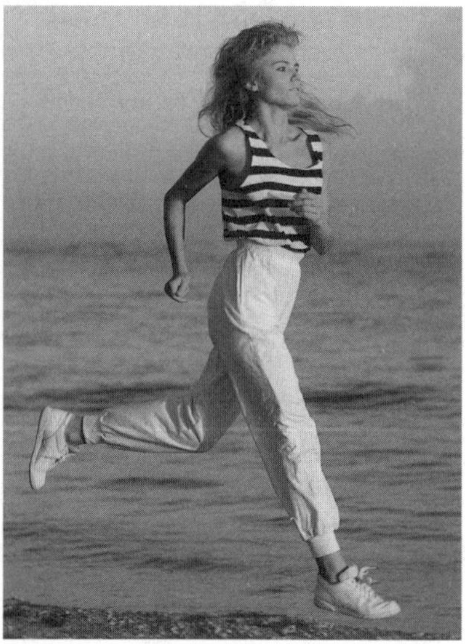

Bewegung unterstützt die Wohlfühlkur

Beginnen Sie den Tag mit einem Glas Wasser, dem Sie einen Teelöffel Apfelessig beigeben. Ab 18 Uhr

sollten Sie dann lediglich eiweißreiche Kost essen. Im nachfolgenden Rezeptteil finden Sie Ideen für das Frühstück und die Zwischenmahlzeiten, Hauptgerichte und kleine kalte Gerichte. Letztere eignen sich zum Mitnehmen ins Büro oder als Abendmahlzeit. Alle Gerichte haben einen geringen Kaloriengehalt und können beliebig miteinander kombiniert werden.
Den Erfolg Ihrer Kur können Sie übrigens noch steigern, wenn Sie zum Frühstück oder als Zwischenmahlzeit Äpfel essen. Besinnen Sie sich einfach auf das englische Sprichwort: „Ein Apfel am Tag hält den Doktor fern". In diesem Sinne wünschen wir Ihnen viel Spaß beim Ausprobieren der Rezepte und vor allem natürlich viel Erfolg mit der 14-Tage-Kur zum Wohlfühlen und Abnehmen!

Verzeichnis der Abkürzungen

EL	= Esslöffel (gestrichen)	geh.	= gehackt
TL	= Teelöffel (gestrichen)	gem.	= gemahlen
Msp.	= Messerspitze	ger.	= gerieben
Pr.	= Prise	kcal	= Kilokalorien
l	= Liter	Min.	= Minute
ml	= Milliliter	Std.	= Stunde
g	= Gramm		

Sofern nicht anders angegeben, sind die Rezepte im Rezeptteil jeweils für 2 Personen berechnet.

Menüplan für die 14-Tage-Kur

Selbstverständlich können Sie sich die Speisen aus dem Rezeptteil täglich selbst zusammenstellen und dabei ganz nach Ihren persönlichen Vorlieben gehen. Der nachfolgende Menüplan ist als Vorschlag gedacht, wobei sich die für die ersten 7 Tage ausgewählten Rezepte eher für die Frühlings- und Sommerküche eignen, die Rezepte der Tage 8 bis 14 hingegen für die Herbst- und Winterküche.

	1. Tag	2. Tag	3. Tag
morgens	Frischkäse mit Apfel und Gemüse	Brot mit Käsecreme	Müsli mit Apfel
zwischendurch	Knäckebrot mit Kräuterquark (fertig erhältlich) bestreichen, mit Gurkenscheiben belegen	Roter Fitnessdrink	1 Scheibe Vollkornbrot mit Frischkäse bestreichen, dann mit geraspelten Radieschen und Schnittlauchröllchen bestreuen
mittags	Französischer Gemüseeintopf	Spaghetti mit Paprika-Tomaten-Sauce	Chinapfanne mit Krabben
zwischendurch	1 Portion Obst (Apfel, Birne, Orange)	Zwieback dünn mit Butter und Honig bestreichen, mit gehackten Nüssen bestreuen	1 Fruchtjoghurt
abends	Mariniertes Kasseler	Bunter Matjessalat	Gemüse in Würzgelee

4. Tag	5. Tag	6. Tag	7. Tag
Quark mit Haferflocken	1 Mehrkornbrot dünn mit Butter bestreichen, mit Blauschimmelkäse und Birnenscheiben belegen	Kohlrabi-Möhren-Rohkost	1/4 Honigmelone mit 50 g Bündner Fleisch, dazu 1 Scheibe Mehrkornbrot
Gurke und Staudensellerie mit Kräuterdip	1 Fruchtjoghurt (fertig erhältlich)	1 Vollkornbrot dünn mit Butter und Senf bestreichen, 1 Scheibe Putenbrust und 1 saure Gurke darauf	Roter Fitnessdrink
Salat mit warmem Hühnerbrustfilet	Forelle mit Kräutersauce	Bunter Kartoffelsalat mit Schafskäse	Kalbsrückensteak auf Chinagemüse
4 Vollkornkekse (fertig erhältlich)	1 Müsliriegel (fertig erhältlich)	Pürierte Früchte	1 Portion Roter Weintopf mit 1 Kugel Nusseis
Eier mit grüner Sauce	Zucchinisalat	Frühlingsplatte mit Avocadocreme	Rohkostbrot

	8. Tag	9. Tag	10. Tag
morgens	Gurkenjoghurt, dazu 1 Scheibe Vollkornbrot	Joghurt mit Apfel und Möhre	Rote-Bete-Apfel-Rohkost
zwischendurch	1 Glas Tomatensaft und 1 Laugenbrötchen	1 Obstquark (fertig erhältlich)	Kräuter-Kefir
mittags	Tagliatelle mit roter Zwiebelsauce	Rindfleisch mit Rotkohl	Russische Gemüsesuppe
zwischendurch	Himbeeren mit Joghurt	1 Portion Obst (150 g Weintrauben, 1 Babyananas, 1 Banane)	1 Scheibe Zwieback mit Frischkäse bestreichen, mit Bananenscheiben belegen und mit Schokostreusel bestreuen
abends	Mariniertes Kasseler	Apfel-Käse-Salat	1 Scheibe Vollkornbrot dünn mit Butter bestreichen, mit 1 Scheibe Hartkäse belegen, dazu einen Tomatensalat

11. Tag	12. Tag	13. Tag	14. Tag
Frischkäse mit Gemüse	Müsli mit Apfel	Brot mit Käsecreme	Quark mit Haferflocken
Buttermilch mit Weizenkeimen	1 Vollkornbrot dünn mit Butter und Senf bestreichen, darauf 1 Scheibe Roastbeef und halbierte Kirschtomaten	Fruchtnektar mit Kefir	1 Scheibe Knäckebrot mit Kräuterquark (fertig erhältlich) bestreichen, mit Gurkenscheiben belegen
Kürbissuppe	Hähnchenkeule mit Weißkohl	Orientalischer Fleischtopf	Schweinefilet auf Endivie
Joghurt mit Früchten	1 Portion Roter Weintopf mit 1 Kugel Vanilleeis	1 Obstquark (fertig erhältlich)	1 Stück Obstkuchen
Krabben in Avocado	1 Scheibe Sechskornbrot dünn mit Butter bestreichen, mit Geflügelmortadella belegen, dazu einen Gurkensalat	Bunter Matjessalat	1 Scheibe Mehrkornbrot mit Frischkäse und ger. Meerrettich bestreichen, mit geräucherten Forellenfilets belegen

Frühstück und Zwischenmahlzeiten

Müsli mit Apfel

Zubereitungszeit: ca. 5 Min.; für 1 Portion

2 EL Haferflocken
1 EL Weizenkeime
100 ml Kefir
1 TL Honig
1 Apfel

Die Haferflocken und Weizenkeime mit dem Kefir verrühren. Den Honig ebenfalls unterrühren.
Den Apfel schälen, entkernen, in Spalten schneiden und darüber geben. *(Ca. 230 kcal)*

Quark mit Haferflocken

Zubereitungszeit: ca. 5 Min.; für 1 Portion

4 EL Magerquark
1 EL Haferflocken
1 EL Rosinen
1 TL Honig
1 Apfel

Den Magerquark mit den Haferflocken, den Rosinen und dem Honig verrühren. Den Apfel schälen und raspeln und über den Haferflockenquark streuen. *(Ca. 280 kcal)*

Joghurt mit Apfel und Möhre

Zubereitungszeit: ca. 5 Min.; für 1 Portion

1 Apfel
1 kleine Möhre
½ kleine Zitrone
1 EL Haferflocken
1 TL Honig
150 g Vollmilchjoghurt

Den Apfel und die Möhre schälen und fein raspeln. Die Zitrone auspressen und darüber träufeln.
Haferflocken, Honig und Joghurt verrühren und dazugeben. *(Ca. 250 kcal)*

Pürierte Früchte

Zubereitungszeit: ca. 5 Min.; für 1 Portion

75 g Erdbeeren
75 g Ananasstücke
1 TL Honig
200 g Kefir

Die Erdbeeren und die Ananasstücke pürieren. Den Honig und den Kefir unterrühren und nochmals auf kleiner Stufe verquirlen. *(Ca. 200 kcal)*

Himbeeren mit Joghurt

Zubereitungszeit: ca. 5 Min.; für 1 Portion

75 g Himbeeren
(frisch oder tiefgekühlt)
150 g Vollmilchjoghurt
1 TL Zucker

Die Himbeeren unter den Joghurt heben und den Zucker darüber streuen. *(Ca. 150 kcal)*

Kräuter-Kefir

Zubereitungszeit: ca. 5 Min.; für 1 Portion

250 ml Kefir
1 EL geh. Kräuter
1 Scheibe Knäckebrot

Die Kräuter mit dem Kefir verrühren. Das Knäckebrot dazu essen. *(Ca. 170 kcal)*

Buttermilch mit Weizenkeimen

Zubereitungszeit: ca. 5 Min.; für 1 Portion

200 g Buttermilch
3 EL Sanddornsaft
1 TL Weizenkeime

Die Buttermilch und den Sanddornsaft verrühren. Die Weizenkeime dazu geben und das Ganze gut verrühren. *(Ca. 120 kcal)*

Joghurt mit Früchten

Zubereitungszeit: ca. 5 Min.; für 1 Portion

50 g Weintrauben
½ Banane
150 g Joghurt
Zimtpulver

Die Weintrauben waschen, halbieren und entkernen. Die Banane in Scheiben schneiden.
Die Früchte unter den Joghurt geben und das Ganze mit dem Zimtpulver verrühren. *(Ca. 200 kcal)*

Fruchtnektar mit Kefir

Zubereitungszeit: ca. 5 Min.; für 1 Portion

75 ml Kirschnektar
75 ml Bananennektar
200 ml Kefir

Den Kirschnektar und den Bananennektar miteinander verrühren. Den Kefir dazugeben. *(Ca. 190 kcal)*

Frischkäse mit Apfel und Gemüse

Zubereitungszeit: ca. 15 Min.

200 g körniger Frischkäse
I EL Milch
I kleine Möhre
100 g Kohlrabi
½ Apfel
I EL Apfelessig
I EL geh. Walnüsse
Salz und Pfeffer
I Pr. Zucker

Den Frischkäse mit der Milch verrühren. Die Möhre, den Kohlrabi und den Apfel schälen.
Den Apfel entkernen und alles fein raspeln, dann das Ganze mit dem Apfelessig beträufeln.
Das Ganze mit den Walnüssen unter den Frischkäse rühren. Mit Salz, Pfeffer und Zucker abschmecken. *(Ca. 180 kcal pro Portion)*

Rote-Bete-Apfel-Rohkost

Zubereitungszeit: ca. 15 Min.

100 g Rote Bete
1 kleiner Apfel
1 EL Apfelessig
4 EL Joghurt
1 TL Honig
1 EL Haselnussblättchen

Die Rote Bete und den Apfel schälen. Den Apfel entkernen und beides sehr fein raspeln. Mit dem Essig beträufeln. Auf zwei Tellern anrichten. Joghurt und Honig mischen und als Klecks dazugeben. Die Haselnussblättchen in einer Pfanne ohne Öl rösten und darüber streuen. *(Ca. 100 kcal pro Portion)*

Brot mit Käsecreme

Zubereitungszeit: ca. 10 Min.

75 g Doppelrahm-Frischkäse
30 g Blauschimmelkäse
1 EL Milch
2 TL Apfelessig
2 Scheiben Sechskornbrot
1 Birne
1 EL geh. Walnüsse

Den Frischkäse mit dem Blauschimmelkäse, der Milch und 1 TL Essig cremig rühren. Die Brote damit bestreichen. Birnenscheiben mit dem restlichen Essig beträufeln, auf den Broten anrichten und das Ganze mit den Nüssen bestreuen. *(Ca. 370 kcal pro Portion)*

Gurkenjoghurt

Zubereitungszeit: ca. 10 Min.

½ Salatgurke
2 EL geh. Kräuter (Petersilie, Kresse, Dill, Schnittlauch)
150 g Vollmilchjoghurt
2 EL Crème fraîche
1 EL Apfelessig
Salz und Pfeffer

Die Gurke schälen und würfeln. Die Kräuter mit Joghurt, Crème fraîche, Essig, Salz und Pfeffer mischen. Über die Gurken geben. *(Ca. 110 kcal pro Portion)*

Kohlrabi-Möhren-Rohkost

Zubereitungszeit: ca. 15 Min.

200 g Kohlrabi
150 g Möhren
1 EL Speiseöl
1 EL Apfelessig
1 TL Honig
Salz und Pfeffer
1 TL geh. Dill
1 TL Schnittlauchröllchen

Den Kohlrabi und die Möhren schälen und grob raspeln. Auf zwei Teller verteilen. Für das Dressing das Öl mit dem Essig und dem Honig verrühren. Mit Salz und Pfeffer abschmecken. Die Kräuter unterrühren und das Dressing über die Rohkost geben. *(Ca. 90 kcal pro Portion)*

Gurke und Staudensellerie mit Kräuterdip

Zubereitungszeit: ca. 15 Min.

250 g Magerquark
1 EL Milch
1 TL Tomatenmark
1 EL Apfelessig
1 TL Honig
Salz und Pfeffer
1 EL geh. Basilikum
1 EL geh. Oregano
200 g Salatgurke
200 g Staudensellerie

Den Magerquark mit der Milch, Tomatenmark, Apfelessig und Honig glatt rühren. Mit Salz und Pfeffer abschmecken. Basilikum und Oregano unterrühren. Die Gurke und den Sellerie waschen, putzen und in ungefähr 5 cm lange Stifte schneiden. Das Gemüse zusammen mit dem Dip servieren. *(Ca. 140 kcal pro Portion)*

Roter Fitnessdrink

Zubereitungszeit: ca. 10 Min.

½ Apfel
150 g Rote Bete (aus dem Glas)
1 TL Zwiebelwürfel
1 Msp. ger. Meerrettich
1 EL Apfelessig
250 ml kalte Buttermilch
Salz und Pfeffer

Den Apfel schälen und entkernen. Zusammen mit der Roten Bete, Zwiebel, Meerrettich und Essig im Mixer gut pürieren. Die Buttermilch zugießen und alles nochmals auf kleinster Stufe mixen. Den Drink mit Salz und Pfeffer abschmecken und in zwei Gläser füllen. *(Ca. 80 kcal pro Portion)*

Roter Weintopf

Zubereitungszeit: ca. 30 Min.; Zeit zum Durchziehen: mindestens 24 Std.
Für 8 Portionen

1 kg blaue Weintrauben
1/8 l Apfelessig
1/8 l Rotwein
1 Zimtstange
3 Gewürznelken
200 g Zucker

Die Trauben waschen, entstielen, halbieren und entkernen. Den Essig zusammen mit dem Wein, den Gewürzen und dem Zucker zum Kochen bringen. Die Trauben zugeben und kurz mitkochen lassen. Alles in Einmachgläser füllen und durchziehen lassen. Der Rote Weintopf eignet sich gut als Kompott für Zwischenmahlzeiten. *(Ca. 200 kcal pro Portion)*

Hauptgerichte

Spaghetti mit Paprika-Tomaten-Sauce

Zubereitungszeit: ca. 30 Min.

400 g Tomaten
2 EL Apfelessig
1 EL saure Sahne
1 TL Zitronensaft
Salz und Pfeffer
1 Pr. Zucker
1/2 gelbe Paprika
1 kleine Möhre
200 g Spaghetti

Die Tomaten mit heißem Wasser überbrühen, kalt abschrecken und enthäuten. Dann entkernen und das Fruchtfleisch pürieren.
Das Tomatenpüree, Essig, saure Sahne und Zitronensaft mit dem Pürierstab kurz aufschäumen. Mit Salz, Pfeffer und Zucker abschmecken.

Die Paprika waschen, entkernen und sehr fein würfeln. Die Möhre schälen und fein raspeln. Das Gemüse unter die Tomatensauce rühren. Die Spaghetti in reichlich Salzwasser bissfest garen, abgießen und mit der Tomatensauce mischen. Sofort servieren. *(Ca. 430 kcal pro Portion)*

Tagliatelle mit roter Zwiebelsauce

Zubereitungszeit: ca. 30 Min.

200 g Tagliatelle
2 rote Zwiebeln
2 EL Olivenöl
Salz und Pfeffer
1 TL Zucker
3 EL Apfelessig
2 EL Orangensaft
2 EL Rotwein
1 Pr. Cayennepfeffer
2 EL ger. Parmesan

Die Tagliatelle bissfest garen. Die Zwiebeln schälen, in Scheiben schneiden und in dem Öl anbraten. Salz, Pfeffer, Zucker, Essig, Orangensaft und Rotwein zugeben und alles bei mittlerer Hitze etwa 10 Minuten einköcheln lassen. Mit Pfeffer und Salz abschmecken. Die Tagliatelle mit der Sauce und dem Parmesan servieren. *(Ca. 500 kcal pro Portion)*

Russische Gemüsesuppe

Zubereitungszeit: ca. 40 Min.

1 Knoblauchzehe
1 Zwiebel
1 Möhre
1 mittelgroße Rote Bete
250 g Kartoffeln
1 kleine Stange Lauch
1 Stange Bleichsellerie
1 EL Speiseöl
½ l Gemüsebrühe (Instant)
1 EL Tomatenmark
3 EL Apfelessig
2 Lorbeerblätter
Kümmelpulver
½ Bund Petersilie
75 g saure Sahne

Knoblauch, Zwiebel, Möhre, Rote Bete und Kartoffeln schälen und fein würfeln. Lauch und Sellerie waschen und in Ringe schneiden. Knoblauch und Zwiebel im Öl andünsten. Das Gemüse zugeben und kurz mitdünsten. Die Brühe, das Tomatenmark, den Essig, die Lorbeerblätter und den Kümmel zugeben und alles bei mittlerer Hitze im geschlossenen Topf etwa 20 Minuten köcheln lassen. Die Suppe auf zwei Teller verteilen, je einen Klecks Sahne und gehackte Petersilie darauf geben. *(Ca. 280 kcal pro Portion)*

Kürbissuppe

Zubereitungszeit: ca. 1 Std.

2 Zwiebeln
1 Knoblauchzehe
400 g Kürbisfruchtfleisch
200 g Kartoffeln
1 EL Speiseöl
½ l Gemüsebrühe (Instant)
1 Zweig Thymian
1 Pr. Pimentpulver
2 EL Apfelessig
1 säuerlicher Apfel
2 EL Pinienkerne
1 EL Walnussöl

Die Zwiebeln und den Knoblauch schälen und fein würfeln. Den Kürbis und die Kartoffeln schälen und in größere Würfel schneiden. Die Zwiebeln und den Knoblauch anbraten. Kürbis und Kartoffeln zugeben und kurz mitdünsten. Die Brühe, Thymian, Piment und Essig zugeben und alles bei mittlerer Hitze zugedeckt etwa 30 Minuten köcheln lassen. Den Apfel in dünne Scheiben schneiden, zur Suppe geben und 5 Minuten mitköcheln lassen. Die Pinienkerne im Walnussöl leicht anrösten. Die Suppe auf Teller verteilen und mit den Pinienkernen bestreuen. *(Ca. 340 kcal pro Portion)*

Französischer Gemüseeintopf

Zubereitungszeit: ca. 1 Std.

1 mittelgroße Aubergine
1 kleine Zucchini
3 Tomaten
1 gelbe Paprika
2 kleine Zwiebeln
1 Knoblauchzehe
2 EL Olivenöl
1 Stange Bleichsellerie
50 ml Weißwein
2 EL Apfelessig
1 Lorbeerblatt
¼ l Gemüsebrühe
1 TL geh. Thymianblättchen
1 EL geh. Petersilie
Salz und Pfeffer

Die Aubergine und die Zucchini waschen und in ungefähr 2 cm große Würfel schneiden. Die Tomaten über Kreuz einritzen, mit heißem Wasser überbrühen, kalt abschrecken, enthäuten, entkernen und das Fruchtfleisch in Würfel schneiden. Die Paprika waschen, entkernen und ebenfalls würfeln. Die Zwiebeln und den Knoblauch schälen und sehr fein würfeln. Das Öl in einem großen Topf erhitzen. Die Zwiebeln und den Knoblauch darin anbraten. Das Gemüse zufügen und alles etwa 5 Minuten dünsten. Den Sellerie waschen, sehr fein würfeln und mit dem Wein, Essig und dem Lorbeerblatt zugeben. Mit der Brühe auffüllen und alles zugedeckt bei mittlerer Hitze etwa 40 Minuten garen. Die Kräuter zugeben und den Eintopf mit Salz und Pfeffer abschmecken. *(Ca. 240 kcal pro Portion)*

Rindfleischtopf mit Rotkohl

Zubereitungszeit: ca. 2 Std.

1 Zwiebel
1 EL Speiseöl
300 g Rinderbrust
100 ml Fleischbrühe (Instant)
2 Gewürznelken
1 Stück Orangenschale (unbehandelt)
Salz und Pfeffer
½ Kopf Rotkohl
3 EL Apfelessig
200 g Birnen
300 g Kartoffeln

Die Zwiebel schälen und fein würfeln. Das Öl in einem Bräter zerlassen und die Zwiebel darin andünsten. Das Fleisch grob würfeln und zugeben. Die Brühe, die Nelken, die Orangenschale, Salz und Pfeffer zugeben und alles im geschlossenen Topf bei mittlerer Hitze etwa 45 Minuten garen. In der Zwischenzeit vom Rotkohl die äußeren Blätter entfernen. Den Strunk herausschneiden und den Kohl in einzelne Blätter zerlegen. Ausreichend Salzwasser zum Kochen bringen, mit 2 EL Essig säuern und die Rotkohlblätter etwa 5 Minuten darin sprudelnd kochen. Die Blätter herausnehmen, kalt abschrecken und in Streifen schneiden. Die Birnen schälen, entkernen und in Spalten schneiden. Den Kohl, die Birnen und den restlichen Essig zum Fleisch geben und alles weitere 45 Minuten garen. Mit Salz und Pfeffer abschmecken. Die Kartoffeln schälen und in reichlich Salzwasser garen. Zusammen mit dem Rindfleischtopf servieren. *(Ca. 510 kcal pro Portion)*

Orientalischer Fleischtopf

Zubereitungszeit: ca. 2 Std.

250 g Rindfleisch
2 Zwiebeln
1 Knoblauchzehe
1 kleine Möhre
250 g Wirsing
1 EL Speiseöl
75 g Naturreis
2 EL Cashewnüsse
2 EL Rosinen
Salz und Pfeffer
1 Pr. Currypulver
2 EL Apfelessig
300 ml Fleischbrühe (Instant)

Das Fleisch waschen und in feine Streifen schneiden. Die Zwiebeln, den Knoblauch und die Möhre schälen und fein würfeln. Den Wirsing waschen und in Streifen schneiden. Den Backofen auf 200 °C vorheizen. Das Fleisch im Öl kräftig anbraten. Zwiebeln und Knoblauch zugeben und mitdünsten. Die Möhre, den Reis, den Wirsing, die Nüsse und die Rosinen zum Fleisch geben und alles etwa 5 Minuten schmoren. Mit Salz, Pfeffer und Curry würzen. Essig und die Brühe zugeben und alles im Backofen etwa 1 Stunde garen lassen. Gelegentlich umrühren. *(Ca. 510 kcal pro Portion)*

Kalbsrückensteak auf Chinagemüse

Zubereitungszeit: ca. 45 Min.

100 g Naturreis
1 Knoblauchzehe
2 Frühlingszwiebeln
je ½ rote und grüne Paprika
100 g Sojabohnenkeimlinge
2 Scheiben Ananas
2 Kalbsrückensteaks (à 150 g)
Salz und Pfeffer
2 EL Speiseöl
1 TL Tomatenmark
1 EL Sojasauce
1 Msp. gem. Ingwer
2 EL Apfelessig
1 EL geh. Petersilie

Den Reis in 2 Tassen Salzwasser etwa 20 Minuten garen. Für das Gemüse den Knoblauch schälen und fein hacken. Die Frühlingszwiebeln und Paprika waschen und in feine Ringe bzw. Streifen schneiden. Die Sojabohnenkeimlinge waschen, die Ananas würfeln. Die Steaks mit Salz und

Pfeffer kräftig würzen. Das Fleisch in 1 EL Öl kräftig anbraten. Herausnehmen und warm stellen. Das restliche Öl in die Pfanne geben und den Knoblauch darin anbraten. Das Gemüse zugeben und alles kurz andünsten. Tomatenmark, Sojasauce, Ingwer und Essig zugeben, alles mit Salz und Pfeffer abschmecken. Die Steaks auf das Gemüse legen. Petersilie darauf streuen und mit dem Reis servieren. *(Ca. 490 kcal pro Portion)*

Schweinefilet auf Endivie

Zubereitungszeit: ca. 40 Min.

1 Kopf Endiviensalat
1 Zwiebel
300 g Schweinefilet
Salz und Pfeffer
300 g Kartoffeln
1 EL Apfelessig
1 Stück Butter
2 EL ger. Parmesan
1 EL geh. Petersilie

Den Endiviensalat putzen, waschen und in feine Streifen schneiden. Die Zwiebel schälen und fein würfeln. Das Fleisch in 2 cm dicke Scheiben schneiden und mit Salz und Pfeffer würzen. Die Kartoffeln in Salzwasser garen. Die Endivie und die Zwiebel mit 2 EL Wasser und dem Essig in einen Topf geben. Salzen und pfeffern. Butterflöckchen dazugeben und alles bei mittlerer Hitze zugedeckt kurz dämpfen. Das Fleisch darauf legen, mit dem Parmesan bestreuen und alles nochmals zugedeckt etwa 10 Minuten dämpfen. Mit der Petersilie bestreuen. *(Ca. 480 kcal pro Portion)*

Chinapfanne mit Krabben

Zubereitungszeit: ca. 40 Min.

100 g Naturreis
200 g Blumenkohl
150 g Champignons
1 kleine Möhre
2 Frühlingszwiebeln
100 g Zuckererbsen
125 g frische Ananas
200 g Krabben
1 EL Speiseöl
1 TL Tomatenmark
1 EL Sojasauce
2 EL Apfelessig
Salz und Pfeffer
1 EL geh. Petersilie

Den Reis in 2 Tassen Salzwasser ca. 20 Minuten garen. Den Blumenkohl putzen, in Röschen zerteilen und in kochendem Wasser 5 Minuten blanchieren. Die Champignons putzen und in Scheiben schneiden. Die Möhre schälen und in Stifte schneiden. Die Frühlingszwiebeln putzen und in Ringe schneiden. Die Zuckererbsen putzen. Die Ananas würfeln. Die Krabben kurz abwaschen. Das Öl erhitzen. Das Gemüse darin anbraten. Krabben, Tomatenmark, Sojasauce und Essig zugeben und alles etwa 5 Minuten dünsten. Salzen und pfeffern und mit der Petersilie bestreuen. *(Ca. 410 kcal pro Portion)*

Forelle mit Kräutersauce

Zubereitungszeit: ca. 40 Min.

2 küchenfertige Forellen (à 300 g)
Salz und Pfeffer
3 EL Zitronensaft
1 Bund Suppengrün
1 kleine Zwiebel
1/4 l Gemüsebrühe (Instant)
75 ml Apfelessig
1/8 l Weißwein
5 Pfefferkörner
2 Lorbeerblätter
je 1 Zweig Rosmarin, Thymian und Estragon
300 g Kartoffeln
30 g Butter
1 EL geh. Dill
1 EL Weizenmehl
3 EL geh. Kräuter (z. B. Petersilie, Schnittlauch, Estragon, Dill, Sauerampfer)

Die Forellen unter fließendem Wasser abspülen, trockentupfen, salzen, pfeffern und mit 2 EL Zitronensaft beträufeln. Das Suppengrün putzen, waschen und in feine Würfel schneiden. Die Zwiebel schälen und fein würfeln. Die Brühe in einem länglichen Topf zum Kochen bringen. Suppengrün, Zwiebel, Essig und Wein zugeben und aufkochen lassen. Die Gewürze und die Forellen zugeben und alles zugedeckt bei geringer Hitze etwa 15 Minuten gar ziehen lassen. Die Kartoffeln in Salzwasser garen. Die Forellen aus dem Sud nehmen und warm stellen. Für die Sauce die Butter in einem Topf zerlassen. Das Mehl unter Rühren zugeben und anschwitzen. 1/4 l der Fischbrühe einrühren und etwa 5 Minuten kochen lassen. Kräuter und Zitronensaft zugeben, salzen und pfeffern. *(Ca. 500 kcal pro Portion)*

Hähnchenkeule mit Weißkohl

Zubereitungszeit: ca. 40 Min.

2 Hähnchenkeulen (ca. 350 g)
Salz und Pfeffer
250 g Weißkohl
100 g blaue Weintrauben
1 Zwiebel
300 g Kartoffeln
1 EL Speiseöl
1 EL Apfelessig
1/8 l Hühnerbrühe (Instant)
2 Lorbeerblätter

Die Hähnchenkeulen salzen und pfeffern. Den Weißkohl waschen und in feine Streifen schneiden. Die Weintrauben waschen, halbieren und entkernen. Die Zwiebel schälen und fein würfeln. Die Kartoffeln schälen und in reichlich Salzwasser garen. Das Öl in einem gut verschließbaren Topf erhitzen. Die Zwiebel und den Weißkohl darin anschwitzen. Die Hähnchenkeulen, den Essig, die Brühe und die Lorbeerblätter zugeben und alles zugedeckt bei geringer Hitze etwa 15 Minuten garen. Zusammen mit den Kartoffeln servieren. *(Ca. 420 kcal pro Portion)*

Salat mit warmem Hühnerbrustfilet

Zubereitungszeit: ca. 40 Min.

1/2 Honigmelone
2 Möhren
1/2 Kopf Friséesalat
1 kleiner Kopf Radicchio
2 Hühnerbrustfilets (à 150 g)
Salz und Pfeffer
1 Msp. Ingwerpulver
3 EL Salatöl
Saft von 1/2 Orange
2 EL Apfelessig
2 EL geh. Kräuter (Petersilie, Schnittlauch, Kresseblättchen)

Die Melone entkernen, das Fruchtfleisch von der Schale lösen und würfeln. Die Möhren schälen und grob raspeln. Den Salat waschen und in mundgerechte Stücke zerpflücken. Das Hühnerfleisch waschen, trockentupfen und mit Salz, Pfeffer und Ingwer einreiben. 1 EL Öl in einer Pfanne erhitzen und die Hühnerfilets darin von jeder Seite etwa 5 Minuten braten. Für das Dressing den Orangensaft, den Essig und das restliche Öl verrühren und mit Salz und Pfeffer abschmecken. Salat, Melone und

Möhren auf zwei Tellern anrichten. Die Hühnerfilets darauf legen, mit dem Dressing übergießen und mit den Kräutern bestreuen. *(Ca. 370 kcal pro Portion)*

Bunter Kartoffelsalat mit Schafskäse

Zubereitungszeit: ca. 40 Min.

500 g Salatkartoffeln
½ Kopf Endiviensalat
1 kleine rote Paprika
1 kleine gelbe Paprika
3 Frühlingszwiebeln
75 ml Gemüsebrühe (Instant)
3 EL Apfelessig
1 TL Senf
3 EL Öl
Salz und Pfeffer
75 g Schafskäse
1 EL geh. Petersilie

Die Kartoffeln waschen und in der Schale in reichlich Wasser garen. Die Kartoffeln kalt abschrecken, pellen und in Scheiben schneiden. Den Salat waschen und in feine Streifen schneiden. Die Paprika waschen, entkernen und in feine Streifen schneiden. Die Frühlingszwiebeln waschen und in feine Ringe schneiden. Den Schafskäse würfeln.
Für das Dressing die Brühe mit Essig, Senf, Öl, Salz und Pfeffer verrühren. Die Kartoffeln, Paprika, Zwiebeln und Schafskäse mischen und mit dem Dressing übergießen. Etwa 20 Minuten durchziehen lassen. Kurz vor dem Servieren den Endiviensalat untermischen und alles mit der Petersilie bestreuen. *(Ca. 470 kcal pro Portion)*

Kleine kalte Gerichte

Eier mit grüner Sauce

Zubereitungszeit: ca. 30 Min.

3 Eier
1 EL Speiseöl
100 g Joghurt
2 EL saure Sahne
½ Zwiebel
1 Kräuterbund
2 EL Apfelessig
Salz und Pfeffer

Die Eier hart kochen, abschrecken und pellen. Das Eigelb von einem Ei herauslösen, zerdrücken und mit dem Öl verrühren. Das Eiweiß von diesem Ei fein würfeln. Den Joghurt mit der sauren Sahne verrühren. Die Zwiebel fein würfeln. Die Kräuter waschen, trockentupfen und sehr fein hacken. Die Kräuter, die Zwiebel und den Essig unter die Sauce rühren. Mit Salz und Pfeffer abschmecken. Die restlichen Eier halbieren und zusammen mit der grünen Sauce servieren. *(Ca. 240 kcal pro Portion)*

Mariniertes Kasseler

Zubereitungszeit: ca. 40 Min.

1 Knoblauchzehe
2 EL Apfelessig
½ TL Senf
Salz und Pfeffer
1 Pr. Zucker
2 Frühlingszwiebeln
100 g Cornichons (aus dem Glas)
3 EL Olivenöl
1 EL geh. Basilikumblättchen
150 g Kasseler (Aufschnitt)

Den Knoblauch schälen und durchpressen. Mit Essig, Senf, Salz, Pfeffer und Zucker verrühren. Die Frühlingszwiebeln putzen, waschen und in feine Ringe schneiden. Die Cornichons fein würfeln. Die Frühlingszwiebeln und Cornichons zusammen mit dem Öl dazugeben. Das Basilikum in feine Streifen schneiden und hinzufügen. Das Kasseler anrichten, das Dressing darüber geben und alles ungefähr 30 Minuten durchziehen lassen. *(Ca. 260 kcal pro Portion)*

Frühlingsplatte mit Avocadocreme

Zubereitungszeit: ca. 45 Min.; Zeit zum Durchziehen: ca. 2 Std.

2 Stangen Staudensellerie
1 Stange Lauch
2 kleine Möhren
1 Fenchelknolle
3 Tomaten
4 EL Speiseöl
3 EL Apfelessig
Salz und Pfeffer
1 Pr. Zucker
2 EL geh. Petersilie
1 Avocado
1 Knoblauchzehe
125 g Schweinebraten (Aufschnitt)

Sellerie, Lauch und Möhren putzen, waschen und in etwa 4 cm lange Stücke schneiden. Fenchel waschen, die Stängelansätze abschneiden und die Knolle achteln. Reichlich Salzwasser zum Kochen bringen und zunächst den Fenchel darin garen. Nach 3 Minuten die Möhren, nach weiteren 3 Minuten den Lauch und weiteren 3 Minuten den Sellerie zugeben und alles noch 2 Minuten kochen lassen. Das Gemüse herausnehmen und abtropfen lassen. Die Tomaten über Kreuz einritzen, mit heißem Wasser überbrühen, abschrecken und enthäuten. Die Tomaten vierteln und zum restlichen Gemüse geben. Für das Dressing 2 EL Öl mit 2 EL Essig, Salz, Pfeffer und Zucker verrühren. 1 EL Petersilie unterrühren und das Dressing über das Gemüse geben. Etwa 1 Stunde durchziehen lassen.
Für die Avocadocreme die Avocado halbieren, entsteinen und das Fruchtfleisch mit einem Löffel herauslösen. Zusammen mit dem restlichen Essig das Fruchtfleisch mit einer Gabel zerdrücken. Den Knoblauch schälen, durchpressen und unter die Creme rühren. Das restliche Öl, Salz und Pfeffer und die restliche Petersilie unterrühren. Die Avocadocreme zu Gemüse und Aufschnitt reichen. *(Ca. 660 kcal pro Portion)*

Gemüse in Würzgelee

Zubereitungszeit: ca. 45 Min.; Kühlzeit: ca. 1 Std.

200 g Brokkoli
1 kleine Lauchstange
1 kleine Möhre
2 Wacholderbeeren
1 Lorbeerblatt
3 EL Apfelessig
½ l Gemüsebrühe (Instant)
6 Blatt weiße Gelatine
100 g Joghurt
1 TL Senf
1 EL Sonnenblumenöl
Salz und Pfeffer
2 EL Schnittlauchröllchen

Den Brokkoli waschen und in Röschen zerteilen. Den Lauch waschen, putzen und in feine Ringe schneiden. Die Möhre schälen und in Scheiben schneiden. 4 Brokkoliröschen, 1 EL Lauchringe und 1 EL Möhrenscheiben in wenig Wasser etwa 2 Minuten blanchieren und beiseite legen.
Das restliche Gemüse zusammen mit den Gewürzen und 2 EL Essig in die Brühe geben. Alles einmal aufkochen lassen und dann bei geringer

Hitze etwa 30 Minuten ziehen lassen. Die Gelatine einweichen lassen. Das blanchierte Gemüse auf 2 Förmchen verteilen. Den Gemüsesud durch ein Sieb gießen. 300 ml davon abmessen und die Gelatine darin auflösen. Den heißen Sud in die Förmchen gießen und etwa 1 Stunde kühl stellen. In der Zwischenzeit den Joghurt mit Senf, Öl, dem restlichen Essig, Salz und Pfeffer verrühren. Den Schnittlauch unterrühren.
Wenn das Gelee gestockt ist, die Förmchen kurz in heißes Wasser tauchen, stürzen und mit der Schnittlauchsauce servieren. *(Ca. 190 kcal pro Portion)*

Bunter Matjessalat

Zubereitungszeit: ca. 50 Min.; Zeit zum Wässern: ca. 2 Std.

3 Matjesfilets
1 Apfel (Cox Orange oder Boskop)
2 EL Apfelessig
1/2 Salatgurke
1 kleine Zwiebel
100 g saure Sahne
1/2 TL Senf
2 EL Speiseöl
Pfeffer
1/2 Bund Dill

Die Matjesfilets etwa 2 Stunden wässern. Den Apfel schälen, entkernen und würfeln. Mit etwas Essig beträufeln. Die Gurke schälen, halbieren, entkernen und in Scheiben schneiden. Die Zwiebel schälen und fein würfeln. Den Matjes in ca. 2 cm breite Stücke schneiden. Mit den vorbereiteten Zutaten mischen. Für das Dressing die saure Sahne mit dem restlichen Essig, Senf, Öl und Pfeffer verrühren. Den Dill waschen, trockentupfen und fein hacken. Zusammen mit dem Dressing unter den Salat mischen und diesen etwa 30 Minuten durchziehen lassen. *(Ca. 490 kcal pro Portion)*

Apfel-Käse-Salat

Zubereitungszeit: ca. 30 Min.

3 Äpfel (Cox Orange oder Boskop)
100 g Gouda
100 g Appenzeller
3 Frühlingszwiebeln
2 EL Sonnenblumenöl
100 g Joghurt
2 EL Apfelessig
1 EL Sherry
Salz und Pfeffer
1 Pr. Zucker

Die Äpfel schälen, entkernen und in Spalten schneiden. Die Spalten halbieren. Den Käse in Stifte schneiden oder würfeln. Die Frühlingszwiebeln putzen, waschen und in feine Ringe schneiden. Alle vorbereiteten Zutaten mischen.
Für das Dressing das Öl mit dem Joghurt, Essig, Sherry, Salz, Pfeffer und Zucker verrühren. Unter die Salatzutaten mischen und etwas durchziehen lassen. *(Ca. 560 kcal pro Portion)*

Zucchinisalat

Zubereitungszeit: ca. 30 Min.

2 Eier
1 mittelgroße Zucchini
2 Tomaten
100 g Joghurt
1 TL Senf
2 EL Apfelessig
2 EL Speiseöl
Salz und Pfeffer
1 EL geh. Kräuter (z. B. Petersilie, Dill, Schnittlauch, Kerbel)

Die Eier hart kochen, kalt abschrecken und in nicht zu dünne Scheiben schneiden. Die Zucchini waschen und in feine Scheiben schneiden. Die Tomaten mit heißem Wasser überbrühen, abschrecken, enthäuten und in Scheiben schneiden. Die Eier, Zucchini und Tomaten abwechselnd auf eine Platte legen. Für das Dressing den Joghurt mit dem Senf, Essig, Öl, Salz und Pfeffer verrühren. Das Dressing über die Salatzutaten verteilen und mit den Kräutern bestreuen. *(Ca. 240 kcal pro Portion)*

Rohkostbrot

Zubereitungszeit: ca. 30 Min.

150 g Möhren
150 g Sellerie
1 Apfel
3 EL Apfelessig
5 Kirschtomaten
50 g Alfalfagrün
1 EL geh. Haselnüsse
1 EL geh. Walnüsse
1 EL Speiseöl
Salz und Pfeffer
2 Scheiben Vollkornbrot
2 TL Butter
4 Blätter Kopfsalat
2 EL Schnittlauchröllchen

Die Möhren, den Sellerie und den Apfel schälen. Den Apfel entkernen und alles grob raspeln. Mit 1 EL Essig mischen.
Die Tomaten waschen und halbieren. Das Alfalfagrün waschen und trockentupfen. Das Gemüse und die Nüsse mischen. Mit dem Öl und dem restlichen Essig beträufeln und das Ganze mit Salz und Pfeffer abschmecken.
Die Brote mit Butter bestreichen. Den Kopfsalat waschen und gut trockentupfen. Die Brote mit den Salatblättern auslegen und den Rohkostsalat darauf geben. Mit dem Schnittlauch bestreuen. *(Ca. 300 kcal pro Portion)*

Krabben in Avocado

Zubereitungszeit: ca. 15 Min.

1 EL Apfelessig
2 EL Speiseöl
1 TL Senf
Salz und Pfeffer
1 Pr. Zucker
2 EL geh. Dill
200 g Krabben
1 weiche Avocado

Essig, Öl, Senf, Salz, Pfeffer und Zucker miteinander verrühren. Den Dill dazugeben und das Dressing mit den Krabben mischen.
Die Avocado halbieren und entsteinen, mit einem Löffel noch etwas weiter aushöhlen. Das so gewonnene Fruchtfleisch klein schneiden und zu den Krabben geben. Die Krabben in die Avocadohälften füllen und servieren. *(Ca. 430 kcal pro Portion)*